FORSCHUNGSBERICHTE DES LANDES NORDRHEIN-WESTFALEN
Nr. 2246

Herausgegeben im Auftrage des Ministerpräsidenten Heinz Kühn vom Minister für Wissenschaft und Forschung Johannes Rau

Prof. Dr.-Ing. Franz J. Meister, Wiss. Rat
Dipl.-Ing. Walter Ruhrberg

Forschungslaboratorium für Medizinische Akustik
der Hals-, Nasen- und Ohrenklinik der Universität
Düsseldorf

Untersuchung des Einflusses der Belastungsdauer auf die Spracherkennung und Höraufmerksamkeit bei Hörverdeckung durch Betriebs- und Verkehrsgeräusche

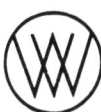

Springer Fachmedien Wiesbaden GmbH 1972

ISBN 978-3-531-02246-8   ISBN 978-3-663-19788-1 (eBook)
DOI 10.1007/978-3-663-19788-1
© 1972 by Springer Fachmedien Wiesbaden
Ursprünglich erschienen bei Westdeutscher Verlag, Opladen 1972

Gesamtherstellung: Westdeutscher Verlag

Inhalt

Einleitung 5

1. Grundfragen zur Signal- und Sprachverdeckung 5

2. Beispiele von Betriebsgeräuschverdeckung 8

3. Normale Frequenzverteilung der Sprache und Einfluß des Frequenzbandes und der Zeitdauer auf die Verdeckung 11
   3.1. Einfluß des Störfrequenzbandes bei der Verdeckung der Sprache 13
   3.2. Einfluß der Zeitdauer des Verdeckungsgeräusches 14
   3.3. Zusammenfassung der Einflüsse bezüglich Energieproportionalität 19

4. Der Zeiteinfluß bei der Hörschwellenverschiebung und die Definition der äquivalenten Belastung 19
   4.1. Prinzipielle Fragestellungen 19
   4.2. Die Meßmethode der poststimulatorischen Schwellenbewegung in der Zeitspanne von 20 bis 300 ms Verzögerungszeit 21

5. Die Einwirkung der Vorbelastung auf die Sprachperzeption des Ohres 24
   5.1. Die elektronische Erweiterung des Zweikanalschalters von Atlas und die Versuchsdurchführung 25
   5.2. Versuchsergebnisse 27

6. Zusammenfassung 30

Literaturverzeichnis 31

Abbildungen 33

Einleitung

Die im Auftrag des Landesamts für Forschung im Forschungslaboratorium
für medizinische Akustik der Universität Düsseldorf durchgeführten Untersuchungen wollen den Einfluß der Belastungsdauer bei Hörverdeckung auf
die Erkennung von Signal- und Sprachlauten auf drei verschiedenen Wegen
erfassen.

Zunächst wurde das vorhandene Material an Aufnahmen in Betrieben daraufhin untersucht, ob sich die Hörbelastung bei Verdeckung durch Betriebslärm nach bestimmten Lärmzeiten unterschiedlich auf die Hörschwellenlage und die Lautheitsempfindung auswirkt, und ob dies einheitlich für die
Betroffenen geschieht.

Zur Ergänzung der Fletscher' schen Untersuchung und für die Nutzanwendung bei der Berechnung stationärer Verdeckung war die Sprachverdeckung
durch Geräusche unterschiedlicher Frequenzbandbreite von Interesse, da
in der Praxis selten Störungen durch weißes Rauschen vorkommen. Außer
Geräuschen mit festen oberen Grenzfrequenzen interessierte ein häufig
vorkommendes Innengeräusch mit einem spektralen Abfall von 6 dB/Oktave
(Straßenlärm innerhalb von Wohnungen). Die Geräusche zeigen bei der
Sprachverdeckung meist einen gewissen Füllgrad der statistischen zeitlichen
Belastung; dabei tritt dann immer eine bestimmte Pegeldifferenz zwischen
Sprache und Geräusch auf; hierbei ist die mittlere Geräuschperiode und die
Anzahl der Worte innerhalb einer solchen Periode von Bedeutung. Es ergab
sich ein formaler Zusammenhang, der für sehr langsame und schnelle Perioden eine energetische Äquivalenz zuläßt. Die Frage der energetischen
Äquivalenz zwischen Störstärke und Schallenergie ließ sich durch eine spezielle Schwellenmessung poststimulatorisch untersuchen. Der Äquivalenzparameter hat danach nur in einem schmalen Bereich den dazu notwendigen
Wert von 10.

Der bei der Schwellenmessung gefundene Zusammenhang zwischen Verdeckung, Nachwirkung und Reaptation sollte auch für die Sprachaufnahme bei
Geräuschvorbelastung untersucht werden. Für geringe Vorbeschallung ist
die Sprachperzeption nach 150 ms vollzogen. Verdeckungsnachwirkungen
zeigen sich erst bei großer Differenz zwischen Geräusch- und Sprachpegel,
d. h. bei größerer Geräuschvorbelastung. Hierbei können auch für normale
Sprachpegel von 60 dB bis zu 15 % Diskriminationsverluste auftreten. In
größeren zeitlichen Abständen dürften diese sich aber ausgleichen, nicht
aber innerhalb kurzer Lärmpausen.

1. <u>Grundfragen zur Signal-, und Sprachverdeckung</u>

Die bisherigen Untersuchungen zur Hörverdeckung erfassen im wesentlichen die Veränderung der Höraufmerksamkeit und der Sprachaufnahme bei stationärer oder quasi-stationärer Geräuschbelastung; hierbei ist die Dauer der gleichförmigen Beschallung immer groß gegenüber den Schallpausen. Betrachtet man die beiden Energiepartner - die verdeckte und verdeckende Schallenergie - so mag bei Verdeckung über die Verdeckungszeit T gemittelt gelten

$$\frac{1}{T}\int_0^T \left(\frac{p_i}{p_0}\right)^2 dt \leq \frac{1}{T}\int_0^T 10^{L_n/m} dt \qquad (1)$$

wenn p_i die Schalldrücke der zu hörenden Signale während der Zeit T, m ein Äquivalenzparameter und L_n der Lärmpegel in dieser Zeitspanne bedeutet.

Hat während der Verdeckungszeit die Schallintensitätsverteilung eine Gauss'sche Form, so kann man eine Wahrscheinlichkeitsdichte der Intensität

$$D = f\left(\frac{I}{I_o}\right)$$

einführen. $I_o = 10^{-12}$ W/m². Es wäre hierbei allerdings nicht die momentane, sondern eine mittlere "wahrscheinliche" Verdeckung charakterisiert. Damit ergibt sich ein mittlerer statistischer Intensitätswert I

$$I = \int_0^{I_n} 10^{L_n/m} f\left(\frac{I}{I_o}\right) dI \qquad (2)$$

Führt man den dazugehörenden Schallpegel $L_n = 10 \lg (I_n/I_o)$ ein, so ergibt sich die allgemeine Form von Gl. 1

$$\frac{1}{T}\int_0^T \left(\frac{p_i}{p_0}\right)^2 \cdot dt \leq \frac{1}{T}\int_0^T \int_0^{I_n} 10^{\frac{10}{m}\lg\left(\frac{I_n}{I_o}\right)} f\left(\frac{I_n}{I_o}\right) dI \cdot dt \qquad (3)$$

Für den Fall, daß L_n ein statistischer äquivalenter Dauerpegel wäre, würde in der Formel 3 der Exponentialfaktor 10/m gleich 1 zu setzen sein.

Die wirksame Verdeckung durch den Pegel L_n erstreckt sich sowohl über die Zeitdauer T der Signale, als auch über eine gewisse Intensitätsspanne I_o bis I_n der Störung. Ob man allerdings innerhalb der Spanne T eine gleichförmige Energieverteilung im Gauss'schen Sinne annehmen kann, dürfte nur für längere Zeitstrecken von Sekunden- oder Minutendauer und für relativ homogene Beschallungen zutreffen. Man kann somit annehmen, daß die statistisch gebundene Form der Gl. (3) bereits eine quasi-stationäre Verdeckung bzw. ein Übergang in die Fletscher'sche Form darstellt. Für sehr kurze Verdeckungszeiten dürfte der Äquivalenzparameter m eine erhebliche Bedeutung besitzen. In jedem Falle werden diese Beziehungen immer gelten, wenn die die Höraufmerksamkeit erregenden Signale innerhalb der Verdeckungsbreite des Störspektrums liegen. Auch für den Bereich der Sprachfrequenzen kann man zweifellos eine solche Annahme zulassen, wenn die verdeckenden Schallpegel möglichst breitbandig sind.

Im Belastungsbereich der kleineren Schallintensitäten wurde bereits von Fletscher (1) festgestellt, daß das Verhältnis der verdeckten Ton-Lautstärke zur Geräuschintensität pro Hz mit der Bandbreite des verdeckenden Geräusches stetig ansteigt, und zwar mit dem Logarithmus der Bandbreite bis zu einem kritischen Endwert. Ein zu hörender Einzelton muß in seiner Schallstärke die Stärke dieser kritischen Bandbreite des verdeckenden Geräusches überschreiten, sonst bleibt er verdeckt. Das gilt für die einzelnen Komponenten unserer Sprache (1b). Daher kann die Intensitätsgleichung in allgemeiner Form nur gelten, wenn alle L_n der rechten Seite Breitbandgeräusche darstellen, also einen statistischen Aufbau besitzen; es sei denn, die Spektren der p_i-Impulsdrücke enthalten während der momentanen Belastungszeit alle informationswichtigen Komponenten in den schmalen Frequenzbändern, die gleichzeitig auch diejenigen des Verdeckungsgeräusches sind. Das letztere ist aber unwahrscheinlich.

Man wird noch zu berücksichtigen haben, daß die Breite der Signalverdeckung auch bei schmalbandigen Geräuschen bei größerem Störpegel anwächst, aber auch - und das ist weniger bekannt - wächst die Nachwirkung mit wachsender Belastungsdauer, wenn der Störschall einen Grenzwert von 85 dB überschreitet.

Betrachtet man zunächst die klassische Darstellung der Schmalbandverdeckung, wie sie von Wegel und Lane, von Stevens, Egan und Hake und anderen Autoren (2) zuerst gezeigt wurde (Abb. 1), so ergibt sich unterhalb von 85 dB sowohl für reine Töne als auch für ein Schmalbandgeräusch eine gleichförmige Hüllkurve der Verdeckung, die bei einem verdeckenden Pegel von 80 dB in der Halbwertsbreite bereits eine Unsymmetrie von 1:2 besitzt, d.h. daß die hohen Frequenzen umso breiter verdeckt werden, je mehr die Belastung ansteigt. Das bedeutet, die Verdeckungskurve wird mit wachsender Störintensität umso unsymmetrischer, sodaß auch ein Schmalbandgeräusch im mittleren Frequenzbereich mit einem Schallpegel von 100 dB den gesamten darüberliegenden Frequenzbereich verdecken kann, während die tiefen Frequenzen nur eine geringe Verdeckungswirkung erfahren.

Es ist weiter bemerkenswert, wie die Mechanik der Verdeckungsnachwirkung, wenn diese hohe Belastung einige Zeit anhält, eine Änderung der Hörschwellenverschiebung bewirkt, wobei die Entstehung der Ermüdungsverschiebung der Schwelle im Bereich der c^5-Senke deutlich in Erscheinung tritt. Diese Ermüdungserscheinung wird um so deutlicher, je näher das Verdeckungsband an 4000 Hz heranrückt - auch von den hohen Frequenzen her -, und je länger die Schallbelastung dauert*. Es ist dabei offenbar gleichgültig, ob der die Ermüdungsschwelle testende Ton bereits vorher im Belastungsband war, also verdeckt wurde, oder erst poststimulatorisch gegeben wird. Für Schallbelastungen unter 80 dB (A) treten diese Ermüdungserscheinungen nicht auf (3). Eine Beeinträchtigung des Sinnesorgans würde sich im Normalfall erst bei sehr langen Belastungszeiten bemerkbar machen. Es soll in einem späteren Abschnitt eine charakteristische Kenngröße für den Beginn der Hörermüdung im Schallfeld der Verkehrs- und Industriegeräusche dargestellt werden, die in funktionaler Form die Abhängigkeit von Lärmdauer und Schallpegel zeigen mag.

Daß der Zeiteinfluß der Belastungsdauer auch bei nicht zu großer Verdeckungslautstärke die dynamische Verdeckungskennlinie, d.h. das Anwachsen der Schwellenverschiebung des verdeckten Signals stark verändert, konnte für das normale Ohr, aber auch für das erkrankte Ohr erhärtet werden (4).

---

*Untersuchungen darüber wurden in anderem Zusammenhange in unserem Laboratorium durchgeführt. Darüber hat A. Meyer zum Gottesberge berichtet (7b).

Beim normalen Ohr ergibt sich, wie schon Hawkins und Stevens (1) zeigten, daß ein lineares Ansteigen der Verdeckung aller Töne der Frequenzen von 250 bis 5000 Hz mit dem Verdeckungspegel ab 20 dB bis zu 80 dB stattfindet. Hierbei belastet man das Ohr für jede Stufe sehr kurzzeitig (d.h. weniger als 10 Sekunden lang). Macht man die Verdeckungsschritte mit größerer Belastungsdauer, ergeben sich gekrümmte Anstiege der Verdeckung. Beginnt man mit der Verdeckung 0, so führt ein schneller Anstieg der Verdeckungsschritte bis zu einem maximalen Verdeckungspegel von 80 dB und ein ebenso schnell verlaufender Vorgang abwärts bis zur Verdeckung 0 wieder auf denselben Schwellenwert des Beginns. Voraussetzung ist dabei neben der kurzen Einzelbelastung eine Pause von mindestens der doppelten Einzelbelastungsdauer. Macht man den gleichen Versuch mit längerer Einzelbelastung in den dynamischen Stufen und läßt die Pausen fort oder macht sie zu kurz, so zeigt die dynamische Verdeckungslinie eine Art Hystereseschleife, d.h. es bleiben Verdeckungsreste bzw. Schwellenerhebungen infolge Hörermüdung zurück. Die Schwellenänderungen sind jedoch nicht groß. In einem Lärmbetrieb wie auch in einem Verkehrsgeräuschfeld können sie sich aber während einer längeren Beschallungszeit addieren und erreichen dann im Bereich des spektralen Schallenergiemaximums Werte, die über 15 dB Schwellenänderung hinausgehen. Es sind noch keine bleibenden Schwellenerhebungen, sie zeigen nur eine mehr oder weniger infolge Hörermüdung herabgesetzte Adaptationsgeschwindigkeit an.

2. Beispiele von Betriebsgeräuschverdeckung

Das oben erwähnte Anwachsen einer Hörermüdung läßt sich während eines Arbeitstages in einem Lärmbetrieb verfolgen (5). Das in Abb. 2 in der voll ausgezogenen Kurve dargestellte Spektrum des mittleren momentanen Betriebslärms (aus einzelnen Werkstätten gemittelt) erzeugte unter 39 untersuchten Arbeitern während des Arbeitstages eine mit der Frequenz ansteigende Schwellenänderung im Sinne der oben dargelegten Hörermüdung. Sie wurde dadurch bestimmt, daß die Schwelle einmal 5 Sekunden und einmal 60 Sekunden nach der Beschallung gemessen wurde. Um die Spanne zwischen Betriebsaufenthalt und Meßaufenthalt zu überbrücken und einen definierten Beginn der Reaptation zu bekommen, ist das in Abb. 2 in der Kurve 2 dargestellte Breitbandrauschen als Abschluß der Betriebsbelastung benutzt worden. In 10 ms Zeitdauer konnte es abgeschaltet werden, wobei sofort mit gleichem Kopfhörer die Schwelle bestimmt wurde. Die Schwellenänderung (Ermüdung) war für den Frequenzbereich oberhalb 5000 Hz auf den doppelten Betrag, den eine Arbeitsstunde erzeugte, angestiegen (Abb. 3). Dabei treten für den Frequenzbereich oberhalb 5000 Hz zwei gleichgroße Gruppen auf, von denen die eine ihr Maximum bei 20 dB, die andere bei 10 bis 15 dB Verschiebung besitzt. Deutlich ging mit dieser Schwellenverschiebung eine Änderung der Lautheitsempfindung parallel. Die Hälfte der vor der Belastung Befragten empfand nach 480 Minuten Beschallung, d.h. nach einem Arbeitstag mit einer längeren Pause von 30 Minuten und zwei kürzeren Pausen von je 15 Minuten, den Betriebslärm nur noch halb so laut wie zu Beginn des Arbeitstages.

Unabhängig von dieser allgemeinen Aussage zeigten sich zwei unterschiedliche Gruppen in der Geräuschperzeption. Die eine hatte die größte Änderung der Empfindung (40 %) vor Beginn der Arbeit, die andere Gruppe besaß die größte Änderung (20 %) nach der Arbeitszeit (Abb. 4), wobei die letztere merklich aufgeweitete Unterschiedsschwellen erkennen ließ. Das ist insofern interessant, als normalerweise vor allem im Bereich der c^5-Senke eine Unterschiedsschwellenverringerung gemessen wird. Die erste Gruppe würde offenbar dieses Charakteristikum besitzen. Änderungen des Sprachgehörs während des Arbeitsprozesses sind abhängig vom bereits vorhandenen Verlust und deutlich erkennbar. Nimmt man nur solche Lärmarbeiter, die vor Beginn der Arbeit völlig verlustfrei sind, also keinerlei Hörschäden besitzen, heraus - von den eingangs genannten 39 waren dies 15 - und prüft die Veränderung des Sprachgehörs, so ergab sich ein Hörermüdungsverlustanstieg nach der ersten Arbeitsstunde von 9,5 dB mit einer maximalen Schwankungsbreite für beide Ohren von -4 bzw. +6 dB. Nach 8 Stunden erhöhte sich der Ermüdungsverlust im Mittel auf 14,5 dB, ebenfalls mit einer maximalen Schwankungsbreite von -4 bzw. +6 dB. Unter den 28 untersuchten Ohren waren 2, die keine Hörermüdung zeigten. Ihre Geräuschbelastung im Betrieb lag zwischen 89 und 94 dB (A), während die der anderen zwischen 94 und 105 dB (A) lag, mit der größten Häufigkeit bei 100 dB (A).

Die Empfindlichkeit gegen Geräuschverdeckung ändert sich während der ersten Stunde wenig, nimmt aber gegen Schluß der Tagesarbeit meßbar zu. Aus den im Archiv vorhandenen Untersuchungen an lärmgewohnten Arbeitern mag das Versuchsergebnis an 22 Personen ohne bisherigen Hörschaden, an denen Verdeckungsmessungen mit betriebsadäquatem Geräusch vorgenommen wurden, hier gebracht werden. Die Personen wurden vor der Tagesarbeit, während der Tagesarbeit und nach der Tagesarbeit mit standardisierten Sprachimpulsen belastet. - Die Form der Sprachgehörprüfung wurde, da sie auch klinisches Interesse hat, bereits früher an anderer Stelle dargelegt (6). Es handelt sich um einsilbige Testworte, die anhand eines Kataloges nach zwei Gesichtspunkten ausgesucht worden waren, einmal nach ihrer Häufigkeit in der Umgangssprache (Prinzip von Hahlbrock) und einmal nach ihrer oktavspektroskopischen Gestalt bzw. nach den Lautheiten der Hauptkomponenten (Prinzip von Amersbach und Meister). Für die Sprachgehörprüfung im Sinne von Verdeckungstesten wurde eine Wortgruppe nach einem Schema ausgewählt, das für Gruppen zu je 10 Worten eine gleichförmige statistische Verteilung der spektroskopischen Belastung über die Zeitdauer einer Lautstärkestufe garantierte. Der Test erfolgte bei gleichzeitiger Beschallung mit Sprache und spektroskopisch adäquatem Betriebsgeräusch über Kopfhörer. Die Sprache wurde so laut eingeregelt, daß für den hörgesunden Hörer 85 % der Testworte verstanden wurden. 85 % Wortverständlichkeit bedeutet 100 % Satzverständlichkeit. Es wurde nun die Frage gestellt, wie laut das Störgeräusch im Kopfhörer bei den Versuchspersonen vor Arbeitsbeginn, während der Arbeit und nach der Arbeit sein darf, wenn die 85 % Wortaufnahme erhalten bleiben soll. Für die Aufnahmen während der Arbeit - und zwar nach der ersten Betriebsstunde - wurden die Arbeiter aus dem Betrieb genommen und in einer Kabine zunächst über Kopfhörer eine zeitlang mit reduziertem Betriebslärm von 73 dB (A) beschallt und dann der Sprachpegel so lange aufgedreht, bis 85 % Testworte verstanden wurden. Die Arbeiter ohne audiometrischen Hörverlust - vor Arbeitsbeginn gemessen - ergaben folgende Pegeldifferenzen gegenüber dem Nichtlärmarbeiter bei gleicher Vorbeschallung

					D						D
Vers. Pers.|	35	37	40	41	42	43	44	46	47	50	53
Pegeldiff.	a	0	+2	+7	+12	+2	+2	+2	+2	+2	+2	-1
"	b	+2	+2	-3	+7	-1	+2	0	-1	+2	-1	-3
"	c	+2	-8	-3	+2	+2	-3	+1	+2	+2	+3	+7

					D	D				
Vers. Pers.|	55	56	57	58	60	62	63	66	73	74
Pegeldiff.	a	-3	+2	+2	0	+1	+7	+2	+2	0	+5
"	b	-3	-3	-3	+3	-3	-3	-3	+2	+2	-1
"	c	+2	-4	0	-3	+7	-1	+2	+7	+2	+5

Darin bedeutet a eine Pegeldifferenz gegenüber dem normalen Hören vor Arbeitsbeginn. D heißt unterschiedliches linkes und rechtes Ohr. Pegeldifferenz b ist während der Arbeit gemessen und Pegeldifferenz c nach der Arbeit. Das Bild des Verdeckungseinflusses bei der in der Zeitdauer wohl willkürlichen effektiven Geräuschbelastung durch den Betrieb erscheint zunächst etwas undurchsichtig. Dazu kommt das offenbar nicht verständliche gegensätzliche Ergebnis bei Nr. 41, 53 und 60, was zweifellos durch psychologische oder intellektuelle Hemmnisse bedingt war, wenn auch die hier aufgeführten Personen gut reproduzierten und versuchswillig waren. Zunächst ergab sich vor Beginn der Arbeit bei diesen Lärmarbeitern bei Fortlassen der extremen Werte eine größere Unempfindlichkeit gegenüber dem Verdeckungsgeräusch von im Mittel 1,6 dB. Man kann jedoch hier bereits zwei Gruppen unterscheiden, von denen eine empfindlicher als der Normale und eine unempfindlicher als der Normale war. Die unempfindliche Gruppe verhielt sich zur empfindlichen zahlenmäßig wie 8:1. Auch nach Beginn der Arbeit bleibt die Zweiteilung in Empfindliche und Unempfindliche bestehen. Sie ändert sich aber anteilmäßig erheblich, da jetzt die Empfindlichen überwiegen: Das Verhältnis war hier 2:3. Die beiden Gruppen zeigten hier folgende Differenzpegel gegenüber dem Normalen: Für die Empfindlichen im Mittel -2,2 dB und für die Unempfindlichen +2,8 dB. Nach der Tagesarbeit äußert sich der Empfindlichkeitseinfluß ebenfalls in unterschiedlicher Form. Das Verhältnis der Unempfindlichen zu den Empfindlichen ist jetzt 7:3. Wohl infolge eines Anpassungsvorganges nähert sich die Verteilung wieder mehr derjenigen der Zeit vor der Arbeitsbelastung. Allerdings sind die Differenzwerte nun größer geworden. Für die Unempfindlichen ergibt sich eine mittlere Differenz von +3,3 dB, für die Empfindlichen eine solche von -3,7 dB.

Die Verdeckungsmessung nach längerer Vorbelastung im Betrieb zeigt somit eindeutig für den Betriebsarzt eine Möglichkeit der rechtzeitigen Auslese der lärmempfindlichen Personen. Es wäre jetzt noch zu untersuchen, wie sich die Verdeckungsmessung bei den Versuchspersonen mit größerem Hörverlust als 10 dB im Sprachfrequenzbereich auswirkt.

Während die Sprachgehörverluste unmittelbar nach der Beschallung durch den Betrieb während der Arbeitszeit grundsätzlich ansteigen, bleibt die Empfindlichkeit gegen Verdeckung, also die Sprachanalysierfähigkeit und damit auch die Höraufmerksamkeit wie bei den beiden nicht hörgeschädigten Gruppen unterschiedlich.

Vers. Pers.	36	38	40	41	42	43	44	45	48	49	51
Pegeldiff. a	2	2	7	10	3	3	3	18	5	3	3
" b	2	2	-3	4	-1	3	0	3	8	1	5
" c	2	2	-3	2	3	0	0	7	-3	-3	7
Hörverlust	12	12	11	10	10	10	12	13	15	20	15
				D		D		D	D	D	D

Vers. Pers.	52	59	64	65	68	69	70	71
Pegeldiff. a	12	3	-1	5	7	12	3	5
" b	17	3	-1	3	5	7	-3	3
" c	7	3	1	7	15	7	7	-3
Hörverlust	42	15	25	15	43	35	11	25
	D	D			D	D		

Bedeutung: a, b und c wie vorher; D: Ohren links und rechts etwas unterschiedlich.

Vor Arbeitsbeginn zeigte nur eine Versuchsperson eine höhere Empfindlichkeit als normale Ohren gegenüber dem Verdeckungsgeräusch, d.h. das Verhältnis betrug nun 18:1. Es ist jedoch auffallend, daß die Höraufmerksamkeit bezogen auf die Hörverluste recht gut geblieben ist, denn für einen mittleren vorhandenen Hörverlust von 18,5 dB betrug die Anhebung des Sprachpegels des Verdeckungsgeräusches im Mittel nur 5 bis 6 dB, um etwa 85 % Wortaufnahme zu erzielen.

Nach einer Betriebsstunde war das Verhältnis der Unempfindlichen zu den Empfindlichen auf 15:4 gefallen. Dieses Verhältnis blieb bis zum Tagesschluß bestehen. In der ersten Zeit des Betriebsbeginns war die Verdeckungsfähigkeit der 19 mit den mittleren Hörschäden von 18,5 dB behafteten Ohren um 3 dB angehoben, d.h. das Verdeckungsgeräusch durfte 3 dB lauter als normal sein, um 85 % Worte zu verstehen. Am Schluß des Arbeitstages betrug die Anhebung nur noch 2,5 dB. Es ist hier zu erwähnen, daß Auch andere Autoren (7) bei Lärmarbeitern mit Verlustsenken ein relativ gutes Sprachverstehen trotz des Tongehörverlustes im c^5-Bereich gefunden haben. Niemeyer (8) zeigte in einer größeren Untersuchungsreihe an Lärmgeschädigten den Einfluß der Form des Tongehörverlustes auf die Form des Sprachaudiogramms. Auch bei ihm bleiben die Anfangssenken noch ohne merklichen Einfluß auf das Sprachgehör.

3. Normale Frequenzverteilung der Sprache und Einfluß des Frequenzbandes und der Zeitdauer auf die Verdeckung

Bleibt man für die weitere Betrachtung bei einer besonderen Verteilung im Spektrum der normalen Umgangssprache, wie es Beranek (9) angibt (Abb. 5), wobei als Abszisse die gemittelten Frequenzen der Bänder gleichen Betrages zum deutlichen Sprachverstehen aufgetragen sind und als Ordinate der Pegel pro Abszissenband, so fällt im mittleren eigentlich wesentlichen Frequenzbereich der Sprache dieser Pegel um 6 dB/Okt. ab. Würde man eine gleichförmige Dichte der Auffüllung der Frequenzbreiten gleichen Sprachverstehens innerhalb der hier wichtigsten Oktaven voraussetzen können, was zweifellos nicht in den einzelnen Frequenzbereichen der Fall ist, so dürfte für eine Oktavenbewertung der Abfall um 3 dB/Okt. angehoben werden. Die von Beranek angegebenen Bandbreiten liegen in den kritischen Bereichen zwischen 1000 und 1500 Hz im Mittel um 160 Hz, zwischen 1500 und 2000 Hz um 170 Hz und zwischen 2000 und 3000 Hz um 250 Hz. Sie bleiben also schmaler als eine Terz.

Es hat sich nun herausgestellt, daß ein Übertragungssystem mit 6 dB/Okt. Abfall seiner Frequenzkurve keinen hochwertigen Artikulationsindex liefert. Erst bei einem Anheben um 3 dB/Okt. wird die Sprachaufnahme besser. Das bedeutet, wenn auch der Impulsanteil der natürlichen Sprache zu den tiefen Frequenzen hin erheblich ansteigt, so hat dies bei Wiedergabe für das Sprachverständnis keine Bedeutung, im Gegenteil, es ist ein Anheben der hohen Frequenzen um mindestens 3 dB/Okt. erforderlich. Damit ist die in der Sprachaudiometrie (6) durch uns geforderte gleichförmige spektrale Komponentenverteilung, soweit diese die Oktavbreiten betrifft, begründet.

Wünschenswert sind aber für die Unterscheidbarkeit einsilbiger Worte noch weitere Gesichtspunkte, die darauf hinauslaufen, bestimmte Lautwechsel und Vokalversetzungen innerhalb der einsilbigen Worte einer Lautstärkestufe des sprachaudiometrischen Testes vorzunehmen. Dieses Prinzip hat sich bewährt und wurde auch anderweitig erprobt (10). Es ist auch für die im Vorangegangenen beschriebenen Verdeckungsversuche an Lärmarbeitern benutzt worden.

Für die Sprachgehörmeßmethodik nach dem Sprachaudiogramm und auch für die Sprachverdeckungsmessung ergeben sich je nach dem Wortkatalog und der benutzten Pegelbewertung unterschiedliche Kennlinien (Abb. 6). Sie zeigen die Anzahl der bei wachsendem Schallpegel der benutzten Testsprache verstandenen Worte. Zur Prüfung des Hörverlustes einer Versuchsperson wird vielfach die Linie 1 des Bildes für Zahlworte verwendet, wobei der Pegel für den 50 %-Wert den Hörverlust angibt. Die Messung geschieht mittels Kopfhörer. Für den Sprachpegel wird hier im allgemeinen ein Effektivwert des Schalldrucks im Kopfhörer - über die Wortdauer bewertet - zugrundegelegt. Auch die Kurven 2 und 3 wurden so aufgenommen. Sie dienen für die Prüfung des Diskriminationsverlustes Schwerhöriger. Wenn der Sprachverstärker so kalibriert ist, daß der 50 %-Wert der Zahlendiskrimination im Sprachpegel 8 bis 10 dB über dem Tonschwellenwert bei 1000 Hz liegt (die meisten Audiometer haben nur Stufen von 5 zu 5 dB), lassen sich auch die Kurven 2 und 3 aufnehmen. Die Kurven 4 und 5 gelten für das binaurale Hören einsilbiger sinnloser Worte und für eine Beschallung im freien Schallfeld bzw. im echofreien Raum. Die amerikanische Kurve verläuft etwas flacher als die deutsche, doch hängt dies von der Definition und Aufnahmetechnik des Sprachpegels ab (11). Die Abszisse für die deutsche Kurve wurde unter Verwendung eines Spitzenschallpegelmessers mit einer Einschwingzeit von 100 ms aufgenommen. Diese letztere Kurve ist auch für die im Nachfolgenden beschriebene Verdeckungsmessung verwendet worden. Schon an der mittleren Steilheit der Anstiege der fünf Kennlinien läßt sich die unterschiedliche Perzeption erkennen. Für den nicht mit einem Innenohrschaden behafteten Hörer, bei dem die Steilheit nicht krankheitsbedingt sein kann, ist mit der zunehmenden mittleren Steilheit die wachsende Beteiligung der zentralen Perzeption zu erkennen, die bei zweisilbigen Zahlworten bis zum regelrechten Erraten geht. Die

Verdeckungsmessungen sollten daher mit der Linie 4, d.h. mit Logatomen als Testkatalog aufgenommen werden.

3.1. Einfluß des Störfrequenzbandes bei der Verdeckung der Sprache

Seit den Untersuchungen von Fletscher und Steinberg (12) ist bekannt, wie sich die in der Abb. 6 unter Nr. 5 dargestellte Kennlinie bei Zugabe von weißem Rauschen verschiebt. Die Verschiebung erfolgt analog der dynamischen Verdeckungskurve von Hawkins und Stevens proportional dem Schallpegel des Geräusches, d.h. der Sprachpegel muß um den gleichen Dezibelbetrag angehoben werden, um den der Geräuschpegel angewachsen ist. Das gilt etwa von einem Verdeckungspegel ab 25 dB. Die anfängliche Verringerung entspricht der Anfangskrümmung in der dynamischen Verdeckungskurve, die auch der Versuch von Hawkins und Stevens (1) zeigt.

Diese Form der Sprachverdeckung mit weißem Rauschen ist zwar sehr wirksam, entspricht jedoch nicht den bei Verkehrs- und Betriebsgeräuschen vorkommenden Formen. Hier findet man veränderliche Frequenzbänder des Geräusches zumeist der Art, daß die tiefen Frequenzen immer vorhanden sind und eine obere Grenze des Bandes existiert, die variabel bleibt. Bezüglich der mittleren Beschallung ergibt eine statistische Untersuchung über die häufigsten heute in Arbeits- und Verkehrsräumen vorkommenden Grundpegel der Beschallung, daß diese im Dynamikbereich 45 bis 55 dB liegen. Auf stark belasteten Verkehrsstraßen und in Lärmbetrieben liegen die Grundpegel allerdings höher.

Es lag also zunächst die Aufgabe vor, für einen mittleren Geräuschpegel von 50 dB bei ständiger Verbreiterung seines Frequenzspektrums den Diskriminationsverlust für Logatome zu bestimmen. Dazu wurden 10 jüngere normalhörende, d.h. audiometrisch geprüfte Versuchspersonen benutzt. Die Beschallung geschah in dem echofreien Raum des Laboratoriums mittels eines elektrostatischen großflächigen Lautsprechers in einem ebenen Wellenfeld. Die Sprachpegelaufnahme erfolgte durch einen Impulspegelmesser von Bruel und Kjaer mit einstellbarer Einschwingzeit und geschah am Ohr der Versuchsperson. Der Wortkatalog bestand aus 200 einsilbigen sinnlosen Worten, die auf Band so aufgesprochen und dynamisch korrigiert waren, daß sie beim Abspielen mit konstanter Verstärkung einen auf $\pm 1,5$ dB uniformen Sprachpegel ergaben. Der Katalog war in Gruppen zu je 10 Worten für eine zusammengehörige Gruppe geteilt, die nach phonetischen eingangs bereits erwähnten Gesichtspunkten ausgesucht war. Jede Gruppe erhielt beim Verdeckungsversuch eine feste Pegelstufe. Das Verdeckungsgeräusch lieferte ein Rauschgenerator von Wandel und Goltermann mit geglättetem Tieffrequenzbereich. Das vom Generator gelieferte weiße Rauschen wurde durch einen Bandpaß mit variabler oberer Grenze auf die jeweilige Bandbreite gebracht. Der Pegelwert ist gleichfalls am Ohr der Versuchsperson bestimmt und auf 50 dB konstant gehalten worden. Es sind folgende obere Grenzfrequenzen für das Verdeckungsgeräusch eingestellt worden:

f_{g1} = 150 Hz $\quad\quad f_{g4}$ = 1200 Hz
f_{g2} = 300 Hz $\quad\quad f_{g5}$ = 2400 Hz
f_{g3} = 600 Hz $\quad\quad f_{g6}$ = 4800 Hz

sowie f_{g7} = 10 000 Hz für weißes Rauschen.

Die Ergebnisse der Aufnahmen zeigt die Abb. 7. Hier wurde als Ordinate der Verständlichkeitsverlust, der durch die Verdeckung verursacht wurde, aufgetragen. Die Kurve für f_o lieferte den verdeckungsfreien normalen Diskriminationsverlust (D). Die Werte sind identisch mit dem Betrag (100-D) % der Kurve 4 der Abb. 6.

Mit wachsender Frequenzbandbreite des Störgeräusches rückt die Kurve zu höheren Sprachpegeln vor und erreicht für f_{g7} = 10 000 Hz die Fletcher-Linie für weißes Störgeräusch. Aus dem Linienfeld kann zunächst entnommen werden, daß für einen leisen Schallpegel von 30 dB das tieffrequente Band bis 150 Hz nur eine Verschlechterung der Sprachdiskrimination gegenüber dem geräuschfreien Hören von 22 %, bei 300 Hz bereits eine solche von 44 % und bei 600 Hz-Grenze bereits eine Verschlechterung um 58 % erzeugt. Für Sprachpegel von der Größe des Störgeräusches sind die Zuwachsraten an Verlust anfangs gering, werden aber mit Verbreiterung des Störfrequenzbandes schnell breiter. Sie wachsen von 2,5 % bei 150 Hz Breite auf 70 % bei 10 kHz Breite an. Für den mittleren Diskriminationsverlust von 50 % findet man den Zusammenhang zwischen Verdeckungsfrequenzbreite und Sprachpegel zu

$$L_{50\,\%} = 13,6 \log (f_n - 30) \qquad (4)$$

f_n = obere Frequenzbandgrenze des Verdeckungsgeräusches ($f_n > 100$ Hz)

3.2. Einfluß der Zeitdauer des Verdeckungsgeräusches

Für die bei sozialer Kommunikation oder in Unterrichts- und Büroräumen auftretenden Verdeckungsstörungen sind im allgemeinen keine stationären, sondern Wechselbeschallungen verantwortlich. Das verdeckende Störgeräusch ist also ein zeitlich wechselnder Störpegel. Man kann das so ausdrücken, daß der Füllgrad der zeitlichen Störbelastung und damit auch die wirksame Energiemenge gegenüber dem stationären Geräusch ständig variiert.

Für die quantitative Erforschung des Diskriminationsverlustes kann nicht die Vielfalt der auftretenden Geräusche im einzelnen betrachtet werden. Es hat sich jedoch durch Untersuchung häufiger Formen der Verkehrsbelastung gezeigt, daß bezüglich des statistischen Spektrums ein Simulationsgeräusch mit einem Abfall von 6 dB/Okt. nach den hohen Frequenzen hin eine häufige Form des Außenlärms innerhalb von Räumen darzustellen vermag (13). Es wurde daher für die folgenden Untersuchungen ein solches Geräusch benutzt. Eine Voruntersuchung sollte zunächst den Anschluß an die bisherigen Versuche herstellen und eine Bezugskurve für die späteren Messungen erbringen.

Dieser und die folgenden Hörtests dieses Abschnittes wurden mit den bereits erwähnten Logatomen als Sprachmaterial, das auf einem Band unter den bereits genannten Aufnahmebedingungen gespeichert war, aufgenommen. Der Sprachpegel - im folgenden mit L_s bezeichnet - blieb bei allen Versuchsserien konstant 75 dB. Dies entspricht dem mittleren Pegel gut verständlicher Umgangssprache. Die Pegel des Störgeräusches betrugen nacheinander L_r = 70, 75, 80 und 85 dB. Die Differenz $L_s - L_r$ war somit +5, 0, -5 und -10 dB. Bei einem um 15 dB höherem Störpegel war der Verständlichkeitsverlust bereits 100 %.

Die Bezugskurve für nicht unterbrochenes Geräusch wurde mit 14 hörgesunden Versuchspersonen aufgenommen und ist in Abb. 8 mit den Streubreiten wiedergegeben. Die Linie ist durch die Punkte maximaler Häufigkeit gezogen; gleichzeitig wurde die zur 50 %-Achse symmetrische Diskriminationskurve dazugezeichnet.

Eine Wechselbeschallung kann formal durch abgerundete rechteckige Rauschimpulse von der Dauer t_1 und dem zeitlichen Abstand T_1 nachgebildet werden. Diese Impulse lassen sich einem entsprechend getriggerten Generator entnehmen, dabei werden t_1 und T_1 sowie der Pegelwert L_r eingestellt. Man kann hier das Zeitverhältnis

$$Z = t_1/T_1 \cdot 100\ \% \qquad (5)$$

als Füllfaktor bezeichnen. Für die Sprachaufnahme diente der gleiche Logatomkatalog wie bei den vorangegangenen Versuchen. Die zeitliche Zuordnung der mit dem Geräusch zusammen abgestrahlten Worte mag aus Abb. 9 hervorgehen. In die Periodendauer T_2 einer Wortserie fallen 20 Logatome der Dauer τ_1 und der Abstände τ_2 voneinander. Es kann hier gesetzt werden:

$$20\ (\tau_1 + \tau_2) = T_2 \qquad (6)$$

Die Triggerung des Rauschgenerators wird durch Pilotsignale auf dem Sprachmagnetband vorgenommen. Diese Signale lassen sich im Abstand T_2 setzen. Man kann nun zwei Fälle erkennen; beim ersten bleibt $t_1 \gtreqless \tau_2$, beim zweiten ist die Zeit t_1 kleiner als die Pause zwischen den Worten. Nur der zweite Fall interessiert experimentell. Im ersten Fall mag zunächst angenommen werden, daß $t_1 = 1/2\ T_1$ (50 % Füllfaktor) und $T_1 = T_2$, daß also 50 % der Worte verdeckt werden. Auch für ein starkes Verdeckungsgeräusch bleibt dann eine Verständlichkeit über die ganze Periodendauer T_2 von der Größe $\frac{97,5 + 50}{2}$ = 73,75 %. Ähnlich kann man bei anderen Füllfaktoren die Sprachaufnahme für die Bezugsperiode errechnen. Genauso kann rechnerisch anhand des Fletscher'schen Kennlinienfeldes für ein bestimmtes Verhältnis der Pegelwerte von weißem Rauschen und Sprache für den Zeitbereich t_1 und damit für die ganze Periode T_2 die Sprachverständlichkeit bzw. der Verlustwert bestimmt werden. Dieses rechnerische Verfahren läßt sich nun auch für Geräusche mit anderen Bandbreiten unter Zuhilfenahme des Kennlinienfeldes in Abb. 7 anwenden.

Als Beispiel mag angenommen werden: $L_s - L_r$ = 0 dB, die Grenzfrequenz des Geräusches betrage 1200 Hz, 100 % Füllung ergäbe nach Abb. 7 für einen Sprachpegel von 50 dB einen Verlust von 25 %. Weitere Füllungen ergeben folgende Verluste

Z	100	80	50	40	20	%
Verlust	25	21	15,5	13,6	9,8	%

Der Fall $t_1 < \tau_2$ sollte experimentell untersucht werden.

Es ist der Fall der Kurzzeitverdeckung, wie er auch von anderer Seite (14) schon angegangen wurde. Für die Versuche konnte der gleiche Aufbau im reflexionsfreien Meßraum benutzt werden, wie er im vorangegangenen Abschnitt 3.1. erläutert worden ist. Die Hörversuche wurden mit 10 Testpersonen im Alter von 19 bis 25 Jahren, die normale Hörschwellen hatten, vorgenommen.[*] Die Personen sollten die gehörten Worte wiederholen, diese Antworten wurden außerhalb des Prüfraumes aufgezeichnet und konnten später ausgewertet werden, und zwar zusammen mit den Zeiten t_1 und T_1 und den Pegelwerten L_r und L_s, sowie der Anzahl der in die Geräuschperiode T_1 fallenden Silben.

Letzteres wurde dadurch einheitlich gemacht, daß die Zeiten

$$T_2 = 100 \text{ s}$$
$$\tau_2 = 5 \text{ s}$$
$$\tau_1 = 0,5 \text{ s}$$

konstant gehalten wurden, ebenso wurde L_s = const = 75 dB belassen.

Die anderen Parameter wurden folgendermaßen eingestellt: Für alle Serien ist $L_s - L_r$ = -10 dB bis +5 dB verändert worden.

				Füllgrad:
Die 1. Serie benutzte	T_1 =	1280 ms		
dafür war	t_1 =	256 ms	Z =	20 %
	t_1 =	512 ms	Z =	40 %
	t_1 =	768 ms	Z =	60 %
	t_1 =	1024 ms	Z =	80 %
die 2. Serie erfolgte mit	T_1 =	660 ms		
	t_1 =	128 ms	Z =	20 %
	t_1 =	256 ms	Z =	40 %
	t_1 =	384 ms	Z =	60 %
	t_1 =	512 ms	Z =	80 %
die 3. Serie mit:	T_1 =	320 ms		
	t_1 =	64 ms	Z =	20 %
	t_1 =	128 ms	Z =	40 %
	t_1 =	192 ms	Z =	60 %
	t_1 =	256 ms	Z =	80 %
die 4. Serie mit:	T_1 =	160 ms		
	t_1 =	32 ms	Z =	20 %
	t_1 =	64 ms	Z =	40 %
	t_1 =	96 ms	Z =	60 %
	t_1 =	128 ms	Z =	80 %

---

[*] Bei der Auswertung der Versuchsergebnisse hat Herr Dipl.-Ing. Schunicht liebenswürdigerweise geholfen, was hier mit Dank erwähnt werden mag.

die 5. Serie mit: T_1 = 80 ms   Füllgrad:

t_1 = 20 ms   Z = 25 %
t_1 = 40 ms   Z = 50 %
t_1 = 60 ms   Z = 75 %

die 6. Serie mit: T_1 = 40 ms

t_1 = 10 ms   Z = 25 %
t_1 = 20 ms   Z = 50 %
t_1 = 30 ms   Z = 75 %

Die Diagramme der Abb. 10 bis 15 zeigen die ermittelten Sprachverständlichkeitswerte. Die Streubreiten der Angaben der 10 Versuchspersonen sind zum Teil recht erheblich, naturgemäß am stärksten für größte negative Differenz $L_s - L_r$ bei gleichzeitig hohem Füllgrad Z. Oberhalb von $L_s - L_r = 0$ werden die Diskriminationsverluste rasch kleiner und bleiben auch für hohen Füllgrad unter 20 %; bei um 5 dB lauterem Sprachpegel als dem Geräuschpegel wird er unabhängig vom Füllgrad und kleiner als 10 %.

Es wäre nun noch zu untersuchen, wie die Frequenz $1/T_1$ der Geräuschunterbrechungen den Diskriminationsverlust beeinflußt. Das mag für zwei Pegeldifferenzen $L_s - L_r$ von -10 und -5 dB bei den Füllgraden 80 %, 60 % und 40 % dargestellt werden, und zwar in Abb. 16. Hier bemerkt man ein deutliches Minimum für den Frequenzbereich 1,6 bis 6,4 Hz. Da der Prüfvorgang ein durch Bandschleife des Magnetophons erzeugter kontinuierlicher Prozeß war, kann man die relative Periode T_1 auch durch die Unterbrecherfrequenz

$$f = 1/T_1 \tag{7}$$

ausdrücken.

Sehr langsame und auch sehr hohe Unterbrecherfrequenzen sind für gleichen Füllgrad auch nahezu gleich wirksam in der Verdeckung, der Füllgrad bleibt jedoch maßgebend. Das bessere Verstehen im Unterbrechungsbereich von 3 bis 6 Hz rührt daher, daß auch durch das Zerhacken bzw. das Intergeräusch das Kombinieren der Laute noch möglich, die Perzeption sogar scheinbar verbessert wird. Erst ab einer Frequenz von ca. 200 Hz ergeben sich ähnliche Verhältnisse wie bei einem Dauergeräusch, was auch durch die amerikanischen Versuche bestätigt wird (14). Es wäre noch anzumerken, daß die Auffüllung mit Geräusch dem Anteil an Schallenergie entspricht, der gemäß Gl. (3) das Ohr belastet. Ein Füllgrad von 50 % entspricht einer Energiehalbierung und damit einem wirksamen Pegelabfall von 3 dB. Bei der als gleichförmig hörbaren Unterbrecherfrequenz liegt daher am Ohr ein um 3 dB niedrigerer Pegel, wenn 50 %-Füllung gegeben ist. Trotzdem herrschen energiemäßig ähnliche Verhältnisse wie bei extrem langsamen Unterbrechungen. Man kann somit für diese Verhältnisse oberhalb der Unterbrecherfrequenz 200 Hz folgende Pegelabfälle am Ohr der Versuchspersonen errechnen:

	z	20	40	.60	80	100	%
$L_s - L_r = 0$	ΔL	7	4	2,2	1	0	dB
$L_s - L_r = -5$		+2	-1	-2,8	-4	-5	"
$L_s - L_r = -10$		-3	-6	-7,8	-9	-10	"

Danach ergaben sich folgende Verluste:

Füllung	20	40	60	80	100	%
$L_s - L_r = -10$	35	54	69	73	77	%
$L_s - L_r = -5$	26	25	37	41	50	%
$L_s - L_r = 0$	6	10	16	18	21	%
$L_s - L_r = +5$	2,5	3	6	4	12	%

Den Zusammenhang des Diskriminationsverlustes mit dem Füllgrad gibt die Abb. 17 wieder. Die Abhängigkeit wurde für die beiden Differenzen $L_s - L_r$ = -10 und -5 dB dargestellt, dabei sind in dem schraffierten Bereich alle Meßergebnisse mit den verschiedenen Unterbrecherfrequenzen $1/T_1$ untergebracht. Für Frequenzen unter 1 Hz und oberhalb 200 Hz nähern sich die Meßpunkte den beiden oberen Grenzgeraden. Die stärker ausgebogene Kurve der unteren Berandung enthält die Meßwerte des Frequenzbereiches um 3 bis 6 Hz.

Es muß hier noch einmal auf die bei den Hörversuchen mit sinnlosen Silben auftretende allgemein starke Schwankung der prozentualen Verständlichkeit, die ja in den Angaben der Abb. 10 bis 15 durch die senkrechten Striche zum Ausdruck kommt, hingewiesen werden; dabei bleibt die individuelle Streuung wesentlich kleiner. Bemerkenswert gleichartig und etwa nur 1/3 bis halb so groß blieb die Streubreite bei der Unterbrecherfrequenz 6 Hz. Es liegt nahe, für bestimmte Periodendauern, bei denen auch in Abb. 16 die Sprachverständlichkeit bei der Verdeckung anstieg, einen aus der normalen Periodizität des Sprachrhythmus und der Lärmperioden angewöhnten Höreffekt zu vermuten. Tatsächlich scheint nach den Untersuchungen Scherers eine solche Periodizität in der statistischen Pegelverteilung über die Tageszeit bei der heutigen Lärmbelastung zu bestehen (15). Auch für die Sprache liegen Untersuchungen über natürliche Wortfolgen vor. Daraus ergibt sich ein zeitlicher Wechsel der Verdeckung, dessen Periodizität zwischen 0,5 und 0,12 Sekunden liegt. Die häufigste Art der Wechselverdeckung der Sprache mit Verkehrsgeräusch, z.B. in Schulen, hat daher keine lineare Proportionalität des Verständlichkeitsverlustes mit dem Füllgrad etwa nach den geraden Linien in Abb. 17 und damit keine energieproportionale Störwirkung. Berücksichtigt man diese statistische Periodizität der Wechselverdeckung, so kommt man auf gekrümmte Anstiege des Diskriminationsverlustes, die in Abb. 18 zusammengestellt wurden. Sie bringen den tatsächlich häufigsten Fall der Sprachverdeckung in Verkehrs- und Betriebslärm deutlicher zum Ausdruck. In diesem Bild sind auch die Veränderungen, die bei Verbreiterung des Frequenzbereiches auftreten, zu erkennen. Mit zunehmendem Füllgrad steigt der Verlustzuwachs für Geräusche mit anwachsenden höheren Frequenzen erheblich an, insbesondere für $L_s - L_r$ = 0 bzw. wenn L_r größer als L_s wird, was ja auch zu erwarten war.

3.3. Zusammenfassung der Einflüsse bezüglich Energieproportionalität

Der nahezu lineare Anstieg des Diskriminationsverlustes abhängig vom Füllgrad des Geräusches bei stationärer oder quasi-stationärer Geräuschverdeckung ist zweifellos auf die Energieproportionalität der Perzeption bei gleichförmiger Beschallung zurückzuführen. Die gleiche Aussage kann auch aus dem proportionalen Anwachsen des Sprachpegels mit dem Geräuschpegel, d. h. aus dem gleichförmigen Verdeckungszuwachs erschlossen werden. Unterbrochene Geräusche werden oberhalb einer Grenzfrequenz der Unterbrechungsfolge zu einem Dauergeräusch integriert, so daß für sehr langsame und für sehr schnelle zeitliche Änderungen der Verdeckung für den mittleren, d. h. häufigsten Sprachpegelbereich eine Energieproportionalität zwischen Sprachstörung und Schallintensität gemäß Gl. (3) angenommen werden kann. Für die normale Wechselbeschallung mit häufigen statistischen Perioden der Verdeckung von 0,12 bis 0,5 Sekunden trifft dies aber sicher nicht zu. Hier dürfte der Äquivalenzparameter m in Gl. (1) Bedeutung gewinnen. Ob also die Energieproportionalität für alle Belastungsbereiche gültig bleibt, kann nicht auf diesem Wege der Verdeckungsmessung entschieden werden. Dazu ist eine universellere Untersuchung der Hörschwellenänderung bei unterschiedlichen Adaptationsbedingungen erforderlich, die im nächsten Abschnitt vorgenommen werden mag.

4. Der Zeiteinfluß bei der Hörschwellenverschiebung und die Definition der äquivalenten Belastung

Die bisherige Untersuchung betrachtete die Formen der Sprachverdeckung und damit die Veränderung der Sprachaufnahme während der Geräuschverdeckung unter verschiedenen Bedingungen. Die Vorgänge der Adaptation und Reaptation waren bei diesen quasi-stationären Belastungen unberücksichtigt geblieben. Bereits in vorangegangenen Arbeiten (16) wurde auf den Einfluß dieser Anpassungsvorgänge hingewiesen und Ergebnisse eines Verfahrens der poststimulatorischen Hörschwellenmessung gebracht. Diese Messungen wurden in der Folgezeit ergänzt. Sie waren durch das inzwischen von den Atlaswerken gelieferte Schaltgerät BD 8003 A1, das im Laboratorium noch einige Änderungen erfuhr, ermöglicht worden.[*]

4.1. Prinzipielle Fragestellungen

Bei den hier interessierenden Fragen, die den Zusammenhang von Schallpegelgröße, Belastungsdauer und Hörschwellenverschiebung in Verbindung mit der Verdeckung von Tonsignalen und Sprachlauten betreffen, soll in einem ersten Teil die Zeitspanne während und nach einer Signalverdeckung betrachtet werden; in einem zweiten Teil wird dann die Sprachverdeckung im poststimulatorischen Zeitraum untersucht. Anders ausgedrückt bedeutet dies die Untersuchung der Höraufmerksamkeit nach der Adaptation an

---
[*] Bei diesen Arbeiten war Herr Sesterhenn maßgeblich beteiligt, dem auch an dieser Stelle Dank ausgesprochen sein soll.

ein Störgeräusch oder auch bei der Reaptation an Ruhe.

Bereits Bürck, Kotowski und Lichte hatten festgestellt (17), daß ein stabiler Lautheitseindruck nach 250 ms praktisch erreicht ist. Schwellenmessungen erbrachten beim nichtvorbelasteten Ohr nach Belasten mit Geräusch eine Reaptationsgeschwindigkeit von im Mittel 300 dB/s. Sie geht bei belastetem Ohr langsam zurück. Man kann nun aus Gründen der Kontinuität des Hörens annehmen, daß beim normalen Hören Adaptationsgeschwindigkeit und Reaptationsgeschwindigkeit nahezu gleich sind. Dieser Annahme entspricht die Abb. 19. Es ist erwiesen, daß beim hörermüdeten Organ die Reaptationsgeschwindigkeit erheblich verlangsamt wird (18).

Für die Untersuchung der Schwellenbewegung nach einer Geräuschbelastung mit weißem Rauschen und einem jeweils eingestellten Schallpegel am Ohr von 60, 100 und 120 dB, der 2 Min. lang gegeben wurde, konnten an 3 Versuchspersonen die ausgezogenen poststimulatorischen Schwellenkurven der Abb. 20 für das Abklingen der Schwelle im Bereich von 1000 Hz gemessen werden. Über die Messung und ihre Nutzanwendung wird im nächsten Abschnitt berichtet. Hier interessiert nur mit Rücksicht auf die Fragestellung, daß die Kurven bei logarithmischer Abszisse deutlich in zwei Bereiche I und II zerfallen. Für unsere Fragestellung nach dem adaptativen Verhalten und dem Einfluß der Zeitdauer der Beschallung bei der Verdeckung kann nur der Bereich I herangezogen werden.

Im Bereich II, dem Erholungszeitbereich (recovery-time im angelsächsischen Sprachgebrauch) spielen Vorgänge biochemischer und neuro-physiologischer Art eine Rolle, die wahrscheinlich außerhalb des Adaptationsvorganges liegen und mit der Versorgung des Innenohres, der biochemischen Regeneration der Elektrolyte für die wirksamen Zellmembranen zu tun haben. Die Schwellenmessung im Bereich II hat jedoch große Bedeutung bei der Erforschung der Lärmschäden des Ohres. Herr Prof. Dixon Ward von der Minnesota-Universität wurde deshalb eingeladen, in unserem Laboratorium dieser Frage versuchstechnisch nachzugehen. Sein Bericht liegt inzwischen vor (19). Für die in diesem Forschungsauftrag gestellten Fragen sollte der Bereich I der poststimulatorischen Schwellenbewegungen und der durch vorangegangene Belastung verschieden langer Zeitdauer veränderten Perzeption untersucht werden. Diese Untersuchung wurde abgestellt auf zwei konkrete Fragen. Die erste sollte klären, ob die Perzeption im mittleren Frequenzbereich, d.h. genau bei der Frequenz 1000 Hz, für alle Belastungsbereiche energieproportional bleibt, wenn nicht, in welcher Form sie sich bei der Vergrößerung der Pegelwerte oder bei Verlängerung der Belastungsdauer ändert.

Die zweite Frage hatte zum Ziel zu prüfen, ob bei Ersetzen des Testtones durch eine ausgewählte Sprachsilbe die Nachverdeckung durch eine vorangegangene Geräuschbelastung streng definierter Form wirksam wird, also Einfluß auf die Sprachperzeption hat. Der Einfluß kann bei Variation der Vorbelastung erforscht werden.

Die letztere Fragestellung erscheint uns für das Hören im Betriebslärm von besonderer Bedeutung. Aus den vorangegangenen Verdeckungsmessungen war ja über die Sprachaufnahme in den Lärmpausen keine Auskunft zu bekommen. Es dürfte daher von Interesse sein, über dieses Hören in der Pause unmittelbar nach der Beschallung, aber noch im Bereich der Nach-

verdeckung Unterlagen zu bekommen. Beginnen wir zunächst mit der ersten
Frage.

4.2. Die Meßmethoden der poststimulatorischen Schwellenbewegung in der Zeitspanne von 20 bis 300 ms Verzögerungszeit

Die bisherigen poststimulatorischen Schwellenmessungen (TTS nach der amerikanischen Bezeichnung) erfolgten mehrere Sekunden oder Minuten nach der Belastung (19, 20), also in der sogenannten Erholungszeit. Methoden der poststimulatorischen Messung benutzen im allgemeinen ein Zweikanalmeßsystem bei binauraler Aufnahme mittels Kopfhörer. Hierbei wird das zweite unbelastete Ohr in den Geräuschlücken eingeschaltet (21). Die Fragestellung betrifft fast immer die Lautheitsänderung während der Belastung.

Die poststimulatorische monaurale Messung mit kurzer Verzögerungszeit dürfte als erster mit Fragen nach der Hörermüdung E. Schaefer in seiner in unserem Laboratorium durchgeführten Dissertation begonnen haben. Gleichzeitig hat H. Kietz für Zwecke der ohrenärztlichen Untersuchung einen poststimulatorischen Test entwickelt (22).

Bis zur Schaffung einer geeigneten automatischen Schaltanlage, die erst Mitte des letzten Jahrzehnts im Handel war, mußten die Untersuchungen mit selbsthergestellten Multivibratorschaltungen vorgenommen werden. Nach Aufkommen des Stadler-Schalters und des zur Audiometrieforschungsanlage von Atlas gehörenden Schalters Type BD 8003 waren die Messungen erleichtert. Für unsere Zwecke mußte der letztere Schalter in den Zeitkonstanten der einstellbaren Belastungsdauer etwas erweitert werden. Die Arbeitsweise des abgeänderten Atlas-Schalters zeigt die Abb. 21. Es bringt auf der linken Seite das Wirkschema und zeigt rechts die dazugehörigen elektronischen Einheiten als Schaltblöcke. Ein astabiler Multivibrator, der in seiner Schaltzeit zwischen 10 und 1260 ms einstellbar ist, liefert über zwei Kanäle Signale Np1 an monostabile Multivibratoren, die die zweiten Schaltsignale Np2 herstellen. Über zwei monostabile Multivibratoren mit einer Einstellung der Verzögerungszeit von 10 bis 640 ms für die Öffnung des Kanals für den Prüfton werden zwei Torpaare für Geräusch- und Tonwechsel geöffnet und geschlossen. Jedes Torpaar führt zu einem Kopfhörer. An die Tore wird der Geräuschgenerator für die Vorbelastung und der Tongenerator für den Schwellentestton angeschlossen. Anstelle des Schwellentesttones kann auch ein Sprachgenerator angeschlossen werden. Das letztere geschieht bei der zweiten Fragestellung. Die Schaltung muß völlig knackfrei erfolgen. Es können für die Toröffnung und -schließung 3 Zeitwerte eingestellt werden:

1. Die Belastungsdauer vor der Schwellenmessung t_n
2. Die Verzögerungszeit bis zur Schwellenmessung t_v
3. Die Dauer des Testtones bei der Schwellenmessung t_s

Ferner lassen sich einstellen:

a. Die Größe des Vorbelastungspegels L_n
b. Die Größe des Testton-Pegels L_s

Für die Frage nach der Schwellenabhängigkeit im Augenblick der poststimulatorischen Verzögerungszeit t_s wurden die Zeitspannen 20, 30, 40, 80, 160, 200 und 300 ms gewählt. Die Vorbelastungsdauer t_n konnte in einer breiten Spanne von 0,15 bis 115 sek. variiert werden, allerdings nicht für alle Belastungspegel, weil Hörermüdungen zunächst vermieden werden sollten. Als Belastungsgeräusch diente ein korrigiertes weißes Rauschen im Frequenzbereich 50 bis 10 000 Hz. Der tiefe Frequenzbereich bis 200 Hz war durch eine besondere Schaltung des benutzten Rauschgenerators geglättet worden, um auch hier ein statistisch gleichförmiges Geräusch zu bekommen. Für die Schwellenabfragung wurde als Testton 1000 Hz verwandt, der als Normfrequenz für Lautheitsvergleiche eingeführt ist. Er konnte auf $\pm$ 1 dB sicher eingestellt werden. Als Kopfhörer diente der Beyer-Hörer DT 48.

Abb. 22 bringt eine Zusammenstellung von poststimulatorischen Schwellen aus dem Reaptationsgebiet I für kurzzeitige Beschallung gemessen an 3 ausgewählten Versuchspersonen mit guter Reproduktionsfähigkeit. Hier ist der Schallpegelbereich 80 bis 110 dB für das breitbandige Vorbelastungsgeräusch gewählt worden.

Um die solchen Reaptationskurven zugrundeliegenden Abhängigkeiten von Schallpegel und Vorbelastungsdauer deutlich zu erkennen, ist eine andere Darstellungsform, wie sie Abb. 23 bringt, erforderlich. Dabei werden alle Schwellen zu einem fixen poststimulatorischen Zeitpunkt t_s betrachtet - also die momentane Schwellenlage abhängig von Schallpegel und Belastungsdauer. Diese Abhängigkeit äußert sich in der bereits früher (23) von uns mitgeteilten Form

$$\varepsilon - \varepsilon_o = K \log t_n \qquad (8),$$

wobei K den Kurven der Abb. 23 entnommen werden kann und die Abhängigkeit vom Schallpegel ausdrückt. Wie die Neigung der Geraden erkennen läßt, wird erst bei Belastungen über 100 dB (Kurve 1 und 9) die Neigung hier steiler, d.h. die Schwellenwerte mit wachsender Belastungsdauer werden schnell größer. Wir sind dann im Bereich des bereits von E. Schaefer gekennzeichneten nichtlinearen Verhaltens des Ohres bzw. der Hörermüdung. Untersucht man die Änderung der momentanen Schwellen für zwei verschiedene Schallpegel L_1 und L_2 mit den Belastungszeiten t_1 und t_2, so findet man

$$\varepsilon_1 - \varepsilon_2 = f(L_1, L_2) \log t_2/t_1 \qquad (9).$$

Diese Schwellenänderung ist stets, da sie ja sonst nicht gefunden werden könnte, mit einer Änderung der Lautstärke in proportionaler Weise verbunden. Man kann diesen Proportionalitätsfaktor mit α_t bezeichnen. Er muß das Beizeichen t erhalten, weil er für verschiedene poststimulatorische Zeiten t_s andere Werte hat. Man hört ja die Schwelle abklingen, bzw. das Abklingen liefert den Schwellenwert. Man kann danach setzen

$$\alpha_t \cdot \Delta L = f(L_1, L_2) \log t_2/t_1 \qquad (10);$$

für die Lautstärkespanne ΔL ergibt sich

$$\Delta L = L_1 - L_2 = \frac{f(L_1, L_2)}{\alpha_t} \log t_2/t_1 = m \log t_2/t_1 \qquad (11).$$

Die Größe m ist somit ein Maß für Änderungen der Beziehung zwischen dem Schallpegelbereich und der Zeitdauer der einzelnen Belastungspegel. Diese Funktion läßt sich als Äquivalenzparameter deuten. Sie wird häufig mit der Pegeldifferenz für $t_2/t_1 = 2$ verbunden und durch

$$m = q/\log 2 \qquad (12)$$

ausgedrückt.

Für m = 10 wird diese Pegeldifferenz

$$\Delta L = q = 3 \qquad (13).$$

Man kann nun anhand der Schwellenuntersuchungen nach dem in Abb. 23 dargestellten Muster die für die einzelnen Belastungsbereiche auftretenden Werte des Parameters bestimmen, um festzustellen, in welcher Größenordnung er auftritt und in welcher Beziehung er zu der Energieäquivalenz steht. Bei dieser Bestimmung zeigte sich, daß die früher (16, 24) angegebene Kurvenschar dieser Funktion hinsichtlich des Pegel- und des Zeiteinflusses nur in einem schmalen Bereich mit den neueren Werten übereinstimmt. Die Abhängigkeit von der Zeitdauer ist stärker und dabei in dem Schallpegelbereich der Vorbelastungen 40 bis 90 dB sehr regelmäßig. Die Kurvenschar der Abb. 24 bringt das Ergebnis der Auswertung. Für das nicht ermüdete Ohr im Belastungsbereich unter 90 dB folgen die Kurven der Zahlengleichung

$$m = 21 - (0{,}07 \, L_n + 5 \log t_n/10) \qquad (14),$$

wenn $t_n > 10$ s bleibt.

Oberhalb 90 dB Belastung ändert sich infolge der eingetretenen Hörermüdung und der dadurch verringerten Reaptionsgeschwindigkeit die Abhängigkeit vom Schallpegel und von der Zeitdauer erheblich. Frühere Darstellungen der Abhängigkeit des Parameters m von der Belastung waren in bezug auf den Zeiteinfluß zu ungenau (24). Um zu untersuchen, in welchem Bereich eine reine Energiebewertung bei der Perzeption durch das Ohr auftritt - eine Frage, die der besondere Anlaß dieser Untersuchung war - soll zunächst noch einmal auf die einfache Definition von m gemäß Gl. (11) zurückgegriffen werden. Wenn die Belastungszeit t_2 verdoppelt wird, müßte bei Energiegleichheit $\Delta L = 3$ dB und m = 10 werden. In Abb. 24 wurde der Streifen, wo m = 10 wird, durch Schraffur herausgehoben. Nach den Adaptationsmessungen würde das für den niedrigen Pegelbereich zwischen 40 und 80 dB im Zeitbereich 200 bis 400 s der Fall sein; im Pegelbereich zwischen 75 und 95 dB wäre dies der Belastungsbereich 100 bis 150 s. Für höhere Beschallungen als 95 dB schrumpft der zulässige Zeitbereich erheblich; bei 110 dB beträgt er nur noch 5 bis 15 Sekunden. Grundsätzlich scheint das Ohr einen konstanten Störpegel bei wachsender Belastungsdauer nur in einem schmalen Bereich energetisch zu bewerten. Für den im ersten Teil angewandten Pegel von 75 ± 10 dB ist nur für den Zeitbereich 100 bis 400 s, d. h. also für minutenlange Dauergeräusche eine rein energetische Bewer-

tung zu erwarten, für kurzzeitige Verdeckung der Sprache, wie sie in den
natürlichen Sprachperioden auftritt, liegt der Äquivalenzparameter sicherlich oberhalb von 15. Es sollte bei der Bewertung von Störgeräuschen unterschiedlicher Dauer und Häufigkeit auf diese Variabilität der Energieäquivalenz stärker geachtet werden. Daß auch bei einer Bewertung der
empfundenen Lästigkeit der Äquivalenzparameter mit der Belastungsdauer
in einem festen Pegelbereich stark variiert, haben auch Kryter und Pearsons (26) auf anderem Wege festgestellt (Abb. 25). Für die aus der dort angegebenen Kurve errechenbaren Parameter m ergeben sich für die Zeitbereiche t_n folgende Zahlenwerte:

t_n	2-4	4-8	10-20	20-40	40-80	s
m	20	14	10	8,5	6,7	$=\dfrac{\Delta L}{\log 2}$

Auch bei Kryter und Mitarbeiter dürfte somit die Funktion m die Spanne der
Werte zwischen 21 und 6 umfassen, obgleich diese dort auf einem völlig anderen Weg, nämlich durch Lästigkeitsvergleiche gewonnen wurden.

Der Einfluß der Belastungsdauer bei der Erforschung des Höreindrucks und
der Höraufmerksamkeit macht sich danach bei unterschiedlichen Störschallpegeln in einer Weise bemerkbar, die für einen weiten Beschallungsbereich
durch den Parameter m erfaßt werden kann. Es läßt sich unschwer erkennen, daß die Pegelspanne zwischen aufeinanderfolgenden Schallbelastungen
umso kleiner in ihrer Verträglichkeit wird, je länger das Ohr vorbelastet
wurde, also je mehr Schallenergie aufgenommen worden war, bevor die zu
beurteilende Beschallung eintraf. In diesem Zusammenhang wären die Forschungen von Broadbent und seinen Mitarbeitern (25) über die Einwirkung
von Schall auf die Funktion des Sinnesorgans und die durch Geräusch erzeugten Störungen der Tätigkeit des Menschen zu erwähnen. Auch hier ist
der Einfluß der Vorbelastung nicht vernachlässigt.

5. Die Einwirkung der Vorbelastung auf die Sprachperzeption des Ohres

Die Verdeckung der Sprache während einer zusätzlichen Geräuschbelastung
ist mit dem Abschalten des Geräusches nicht vollends aufgehoben. Die Nachwirkung der Verdeckung setzt sich in die anschließende Geräuschpause fort,
da ja der Adaptationsmechanismus des Sinnesorgans noch auf die vorangegangene Beschallung eingestellt war. Um nun die momentane Verdeckung
streng von der Nachwirkung der Verdeckung zu trennen, läßt sich für die
Sprachperzeption die gleiche Methode anwenden, die im Abschnitt 4 für die
Nachwirkung der Vorbelastung bei der Signalperzeption angewandt wurde.
Anstelle des Testtones von 1000 Hz, der nach der Zeitspanne t_v mit der
Dauer t_s gegeben wurde, kann mit der gleichen Apparatur mit einigen etwas schwierigeren Veränderungen auch ein Sprachtest durchgeführt werden. Damit läßt sich nun die Fragestellung 2 des Abschnittes 4.1. beantworten.

5.1. Die elektronische Erweiterung des Zweikanalschalters von Atlas und die Versuchsdurchführung

Die hier gestellte Aufgabe sah vor, in einer Serie von Geräuschen, deren Dauer und Schallpegel genau eingestellt werden konnte, eine Serie von Sprachimpulsen so einzublenden, daß die Verzögerungszeit t_v des Einschaltens des Logatoms wenige Millisekunden genau über die ganze Serie eingehalten wurde. Um dies zu gewährleisten, werden an die apparative Seite erhebliche Anforderungen hinsichtlich der Genauigkeit der Zeitschalter und der Flexibilität der Ausnutzung des ganzen Gerätes gestellt, die von den auf dem Markt befindlichen Geräten nicht immer zufriedenstellend zu erfüllen sind.

Bei der Planung der Versuchsanordnung kristallisierte sich als entscheidender Faktor heraus, einmal das zeitliche Intervall t_v trotz seiner im Vergleich zur Vorbelastungsdauer t_n sehr kurzen Dauer exakt einstellbar zu halten, dann die Auswahl der Logatome hinsichtlich Zeitdauer t_s und Spitzenpegel sorgfältig zu treffen. Dazu mußte für die Konservenherstellung die Aussprachetechnik wie auch die Einhaltung der Bandgeschwindigkeit und Bandlänge sehr sorgfältig vorbereitet werden. Den prinzipiellen Vorgang soll die Abb. 26 verdeutlichen. Es wurden hier die bisher gebräuchlichen Bezeichnungen t_n und t_v wegen der deutlicheren Unterscheidung zweier Vorgänge a und b in die Zeiten t_{1a} und t_{1b} für t_n und t_{2a} und t_{2b} für t_v abgeändert. Wie bei der in 4 beschriebenen Anlage mußte die Abschaltung des Geräusches auch hier völlig knackfrei erfolgen. Die Periode T enthält die Vorbelastungsdauer t_1, die Verzögerungszeit t_2 mit der übergreifenden Zeitspanne t_3 und die Pause t_4. Die Triggereinsätze sind markiert. Nach der Pause t_4 wiederholt sich das Gleiche, aber mit einem anderen Logatom. Es entsteht so eine Testwortreihe, jeweils mit einer definierten Geräuschvorbelastung. Bei der Triggerung wurde der zeitliche Abstand der Sprachpegelspitze vom Einsatzpunkt des Störgeräusches konstant gehalten. Die Vorbelastungsdauer t_1 war genau einstellbar, damit konnte durch Ändern von t_1 auch zugleich t_2 eingestellt werden. Diese Maßnahme war erforderlich, weil die Wortflanke um einige Millisekunden variabel blieb. Der für t_2 erforderliche Bereich von 0 bis 100 ms blieb so selbst für einen Maximalwert von t_1 von 2000 ms erhalten. Für die Vorbelastung war diese Änderung von t_2 nicht von Bedeutung. In der Darstellung a der Abb. 26 ist die Zeitfolge für t_2 = 100 ms und in b für 40 ms wiedergegeben. Abb. 27 bringt die gesamte elektronische Anlage mit dem für die Wiedergabe der Sprachkonserve benutzten zweispurigen Bandgerät. Den Kern der Anlage bildet ein durch Relais oder von Hand auslösbarer knackfreier elektronischer Schalter nach Art des in Abschnitt 4 beschriebenen Gerätes. Der Schalter arbeitet hier folgendermaßen:

Beim Schließen der Fernauslösung t_{r1} wird Kanal I sofort für eine einstellbare Zeit von maximal 2 Sekunden durchgeschaltet; zugleich startet im Kanal II ein Verzögerungs-Zeitkreis, nach dessen Ablaufzeit t_v, die etwa gleichgroß t_1 eingestellt ist, der Sprachkanal II für die Zeitspanne t_3 = etwa 0,6 Sek. freigegeben wird, und zwar so, daß sich das Ende von t_1 und der Anfang von t_3 - also beide Kanäle - kurzzeitig überlappen. Das als Zweikanalschalter in Abs. 4 beschriebene Atlas-Gerät mußte hierzu in seiner Schaltzeit von maximal 630 Millisekunden auf maximal 2000 ms verlängert werden, was ohne Einbuße an benötigter Schaltgenauigkeit möglich war. Das an den Kanal I angeschaltete Geräusch wurde durch einen Spektrumumformer so gestaltet, daß Betriebs- und Verkehrsgeräusche nachgebildet werden konnten. Der gleiche Umformer war auch in Abschnitt 4 für die Erzeugung des 6 dB-Abfalles je Oktave benutzt worden. Die Sprachsignale lieferte die Spur I eines hochwertigen Magnetophons, und zwar in dem in Abb. 26 angegebenen Arbeitstakt T. Die Signale waren vorher spitzenpegelgleich auf das Band gesprochen worden. Sie wurden über einen Begrenzungsverstärker, der mit hoher Aussteuerungsgeschwindigkeit auf $\pm$ 2 dB verzerrungsfrei einregelt, weiterhin geglättet. Vom Band wurde die Konserve dem Kanal II des Schalters zugeführt.

Die Ausgänge von Rausch- und Sprachkanal sind durch getrennte dB-Stufenregler über einen getrennt einstellbaren Zweikanalverstärker je einem Lautsprecher zugeführt.

Die Breitbandlautsprecher befinden sich im Abstand von 1,2 m vom Kopf der Versuchsperson in einem reflexionsfreien Meßraum, wobei der Kopf durch eine Stütze am Stuhl fixiert gehalten wird. In der Pause t_4 wiederholt der Testhörer, was er verstanden hat. Seine Aussage wird über Mikrofon und einem zweiten Bandgerät festgehalten, um später ausgewertet zu werden. Die Triggerung bzw. zeitliche Steuerung der Schaltanlage erfolgt von der II. Spur des Magnetophons aus. Auf dieser Spur war schon bei der Sprachaufnahme zugleich mit der Silbe ein zeitlich konstant vorauseilender Triggerton (1, 2 kHz) aufgenommen worden. Es konnte so die beim Sprechen unvermeidbare zeitliche Streuung in den Sprechenergiespitzen nachträglich vermessen und wenn erforderlich durch Cuttern ausgeglichen werden. Die Klebestellen störten nicht, weil die Schnittstelle zeitlich außerhalb des geöffneten Sprechkanals lag. Der Triggerton wurde natürlich durch die Anlage nicht wiedergegeben; er betätigte über einen Impulswandler mit vernachlässigbarer und konstanter Verzögerung das Triggerrelais TR im Schaltbild 27. Dies besorgte mit dem Arbeitskontakt t_{r1} die periodische Auslösung des Zeitschalters T im Takt von 6 Sekunden. Weil das Cuttern umständlich und langwierig ist, kann man bei demselben Sprachband ein oder mehrere Sprachsignale fortlassen und dafür Rauschsignale einschieben; dadurch wird die maximale Geräuschdauer von 2 Sek. stufenweise verlängerbar.

Zu diesem Zweck überbrückt man mittels einfachen Relaiskontakts t_{s2} in zweckentsprechender Schaltanordnung den Kanal I des Zeitschalters in der Weise, daß t_{s2} erst nach erfolgtem "weichen" und daher knackfreien Einschalten schließt und nach einer zweiten Triggerung etwa in der Mitte des Geräusches wieder öffnet, worauf dann der Schalter den Durchlaß übernimmt und wieder knackfrei abschaltet. Alle weiteren Funktionen verlaufen wie schon vorher geschildert; es bleibt daher die Genauigkeit des Intervalls t_2 voll erhalten. Es mag noch folgendes erwähnt sein: Bei Schließen des Arbeitskontaktes t_{s2} wird gleichzeitig der Ruhekontakt t_{s1} geöffnet und damit der Sprechkanal gesperrt. Er gibt ihn erst in angemessenem Zeitabstand vor dem Einsatz des gewünschten Sprachsignals wieder frei. Die beiden Kontakte lassen sich durch das Relais TS betätigen; dieses schaltet seinerseits über einen zugleich mit der Anlage getriggerten Zeitschalter nach etwa 0, 1 Sek. ein und nach etwa n · (T+1) Sek. wieder ab. An die Genauigkeit dieses Schalters sind keine hohen Anforderungen zu stellen (2 bis 5 %).

Ein zusätzlicher Vorteil der beschriebenen Methode soll nicht unerwähnt bleiben. Es läßt sich die starre Reihenfolge der Testworte je nach Abschaltzeitpunkt des Bandes ändern. Die Reihenfolge ist so gruppenweise vertauschbar, damit sind Lern- und Erwartungseffekte weitgehend auszuschalten. Eine Schwierigkeit liegt nun darin, das den Schaltvorgang besorgende "Tor" des Schalters mit einem gewöhnlichen Relaiskontakt klickfrei und unabhängig vom Schaltzustand - ob geöffnet oder geschlossen - pegelschwankungsfrei zu überbrücken. Dazu mußte eine Schaltung entwickelt werden, die in Abb. 28 dargestellt ist.

Eine durch einen Spannungsteiler (500/50Ω) geschaffene Quelle geringen Innenwiderstandes mit der gleichen Spannung wie die des Torausganges schließt das Tor beim Einschalten von t_{s2} kurz und übernimmt an seiner Stelle die Speisung des nachfolgenden - bezogen auf das Tor - hochohmigen Reglers; bei Abschalten von t_{s2} tritt wieder das Tor mit gleicher im Eingang desselben einstellbarer Spannung an die Stelle. Ein Klick ist dabei nicht möglich, weil auch bei beliebig geformtem Spannungsverlauf des Geräuschgenerators in jedem Augenblick Spannungsgleichheit herrscht. Durch den praktischen Kurzschluß des Torausganges entsteht trotz der periodisch wechselnden Ansteuerung des Tores kein bemerkbarer Pegelanstieg.

Das Anwachsen der Vorbelastungszeit unter Beibehalt der genauen Werte der Verzögerungszeit t_2 soll durch das Schema der Abb. 29 wiedergegeben werden. Es ähnelt in seinem oberen Teil dem in Abb. 26 gezeigten, soll hier aber zusätzlich den zeitweisen Kurzschluß des Schalters, sowie dessen Freigabe während des Ablaufs des nächsten oder übernächsten Rauschsignals verdeutlichen.

Man erkennt zugleich die große zulässige zeitliche Streubreite für diese zusätzliche Schalteinheit. Im unteren Teil des Bildes ist das sich so ergebende Summen-Rauschsignal sichtbar; im Bild wurde die Zeitstrecke $t_1 + nT$ zu $2 + 1 \cdot 6 = 8$ s gesetzt. Durch einfaches Umschalten des Zeitschalters auf n = 1, 2, 3 usw. läßt sie sich auf die Längen 8, 14 usw. Sekunden bringen.

Bei diesen wie auch den vorangegangenen Versuchen ist mit Rücksicht auf die Einhaltung der Verzögerungszeit t_2 ein Lautsprechersystem mit sehr kurzer Einschwingzeit erforderlich. Als weiterer Einflußfaktor auf diese Zeitspanne erwies sich die Temperatur der Kondensatoren der Schaltkreise. Eine thermische Regelung der Zeitkonstanten der Multivibrator-Schaltung erschien deshalb zweckmäßig. Hierdurch konnten größere Zeitfehler als 0,1 % vermieden werden. Die Pegelkontrolle erfolgte so wie bei den vorangegangenen Versuchen am Ohr der Versuchsperson.

5.2. Versuchsergebnisse

Für die Versuche standen 13 Versuchspersonen, die sich aus Studenten und Mitarbeitern des Labors zusammensetzten, zur Verfügung. 10 von diesen waren jüngere Leute mit normalen Audiogrammen. 3 Personen hatten das 35. Lebensjahr überschritten. Zwei zeigten bereits Hörverluste oberhalb 4000 Hz, die 15 dB überschritten. Bei der Auswertung ließen sich die Personen mit Hörverlust ausschalten. Die Aufnahmen erfolgten in Serien, wobei jeweils der Vorbelastungspegel festgelegt war, der Sprachpegel konstant blieb und die Verzögerungszeit nach jeder Serie geändert wurde. Die Dauer der Vorbelastung betrug jeweils 2 Sekunden. Jede Gruppe hatte einen geänderten Vorbelastungspegel oder bei gleichem Vorbelastungspegel einen geänderten Sprachpegel. In jeder Gruppe wurden folgende Verzögerungszeiten im Sprachkanal eingestellt: 0, 20, 40 und 100 ms. Um Hörermüdung zu vermeiden, konnte je nach 50 Silben eine Pause eingeschaltet werden. Da die Aussagen der Versuchspersonen parallel zu dem Generatorband aufgezeichnet wurden, konnte durch Vergleich der beiden Bänder durch den Auswerter ein Testblatt ausgefüllt werden.

Nicht voll verstandene Silben bekamen, je nachdem, ob sie falsch oder nur mit einem falschen Umlaut oder Konsonant versehen waren, eine zwischen 0 und 1 liegende Bewertung. Beispiele: Ton - bron, por - tor.

Es wurden 106 solcher Protokolle ausgewertet, etwa 8 % davon konnten bei der Nachkontrolle wegen Fehler keine Verwendung finden. Diese Fehler lagen teilweise bereits bei der Versuchsperson, die unaufmerksam oder ermüdet war. Die Versuchspersonen reagierten nicht an allen Tagen gleich. Das äußerte sich besonders in der ungleichen Reproduktion der Wortzahl für gleiche akustische Belastungsform. Wenn die Versuchsperson zur Wiederholung herangezogen wurde, dann immer in größeren Abständen, um Erinnerungen auszuschalten. Dem gleichen Zweck diente der ständige Wechsel der Wortserien zu je 50 Silben.

Die recht mühsame Gewinnung gesicherter Sprachverständlichkeitswerte für jede einzelne Meßgruppe benötigte erheblich lange Pausen zwischen den einzelnen Testen, da mit zu großer Verdichtung der Versuche die Fehler durch Lernprozesse auch bei einem großen Wortkatalog zunahmen, so daß die Auswertung unbrauchbar wurde bzw. einen anderen Effekt ausdrückte als den der Fragestellung (z.B. den eines Gedächtnisses für bestimmte Wortfolgen).

Trotz dieser Schwierigkeiten ließ sich ein der Adaptation bei der tonalen Testung ähnliches Kurvenbüschel gewinnen. Es wurden für die Darstellung nur die Schwerpunkte der Auswertung benutzt und in die Diagramme eingetragen. Die Streubreiten sind von der gleichen Ordnung wie in den Diagrammen der Abb. 10 bis 15. In Abb. 30 ist oben noch einmal der Testvorgang schematisch angedeutet. Auf der Abszisse des Diagrammes wurde die Zeitstrecke t_2 in ms, d.h. der Augenblick des Auftretens der Sprachpegelspitze und auf der Ordinate der dazugehörige Diskriminationsverlust in % aufgetragen. Jede Kurve gilt für einen bestimmten Geräuschvorbelastungspegel und einen festen Sprachspitzenpegel, beide im dB (A)-Maß ausgedrückt.

Die Streubreite möglicher zeitlicher Unsicherheit deuten die horizontalen Striche an. Bei wachsender Verzögerungsstrecke t_2 tritt bei großer Differenz $L_r - L_s$ eine Unsicherheit der Bewertung auf, die durch eine Schraffur markiert ist. Die Kurven lassen folgenden Sachverhalt deutlich erkennen. Auch bei relativ kurzer Vorbelastungsdauer von nur 2 Sek., bei der eine Hörermüdung für Geräuschpegel unter 80 dB (A) auch bei mehrfacher Wiederholung für normale Ohren ausgeschlossen werden kann, ist unmittelbar nach der Geräuschbelastung die Sprachaufnahme schlecht. Die Verschlechterung wächst mit der Differenz der Pegel $L_r - L_s$ erheblich und nähert sich der stationären Verdeckung. Bei Geräuschpegelwerten von der

Größe der leisen Umgangssprache werden 100 ms nach dem Geräuschabschalten bereits 95 % der Silben verstanden, bei um 20 % höheren Vorbelastungspegel sind es noch 90 %. Wird jedoch der Sprachpegel um 20 dB abgesenkt, steigt der Diskriminationsverlust erheblich an. Bei gleichzeitigem Anheben der Vorbelastung um 20 dB und Absenken des Sprachpegels auf 40 dB (A) bleibt für eine Differenz $L_r - L_s = 40$ der Diskriminationsverlust auch nach mehr als 100 ms zeitlichen Abstand von der Geräuschbelastung höher als 35 %.

Das will besagen, daß während kurzer Lärmpausen in Betrieben und im Verkehr die Sprachverständlichkeit auch bei zulässiger Beschallung dann nicht mehr gesichert ist, wenn die Differenz zwischen den momentanen kurzen Geräuschpegeln und dem Sprachspitzenpegel 25 dB überschreitet; das gilt nicht für Lärmpegel unter 60 dB (A), hier bleiben die Verluste kleiner als 5 %. Andererseits kann man mit Rücksicht auf den erheblichen Unterschied in der Perzeption der beiden durch t_2 getrennten Schallereignisse, die eine Adaptation des nervösen Apparates an die Sprachaufnahme notwendig machen, annehmen, daß dafür mindestens die Zeitdauer gebraucht wird, die für die normale Adaptation bekannt geworden ist. Daher mag das Bild 19 hier als Vergleich herangezogen werden. Danach scheint für geringe Differenzen zwischen Vorbelastung und Sprache und für Pegel unter 75 dB (A) diese Zwischenadaptation nach 150 ms abgeschlossen zu sein. Für höhere Vorbelastungspegel bleibt auch bei dieser Zwischenadaptation nach 150 ms ein Diskriminationsfehler von mehr als 15 % bestehen. Man kann nun diesen hier auftretenden Beschallungswechsel mit dem bei verschiedenem Geräuschfüllgrad auftretenden durchaus vergleichen, denn bei beiden vollzieht sich ein Wechselspiel zwischen verdecktem und unverdecktem Hören, wenn auch im 2. Fall nur von einer Nachverdeckung bzw. Geräuschnachwirkung gesprochen werden kann. Betrachtet man daraufhin die Nachverdeckung für $L_r - L_s = 60$ dB (A), die 5 % Grenzverlust in der Pause erbrachte, so würde dieser Verlustwert bei $L_s - L_r = 0$ in Abb. 18 für ein Geräusch, das einen spektralen Abfall von 6 dB/Okt. hat, einem Füllgrad von etwa 35 % bis 40 % entsprechen. Für $L_r = 60$ und $L_s = 50$ dB (A), d. h. $L_s - L_r = -10$ dB würde sich ein scheinbarer Füllgrad von 30 % ergeben.

Der Zeitpunkt $t_2 = -10$ ms entspricht für $L_s - L_r \stackrel{.}{=} 0$ dem Verlustwert der 100 %-Füllung, wenn man berücksichtigt, daß die Versuchsgruppe nicht mit $L_s = 75$, sondern $L_s = 60$ dB (A) durchgeführt wurde. Alle übrigen Werte liegen in Nachverdeckungsgebiet wesentlich unterhalb des Füllgrades 100 %, auch wenn der Sprachpegel L_s bis zu 40 dB unter dem Geräuschpegel liegt. Hier entspricht die Nachverdeckung einem scheinbaren Füllgrad von etwa 60 %.

Es war noch die Frage zu klären, ob bei einer Verlängerung der Vorbelastungsdauer bei nicht zu hoher Störlautstärke (<80 dB) eine Vergrößerung des Sprachgehörverlustes auftritt, wobei natürlich vorausgesetzt werden soll, daß der Sprachpegel nicht zu hoch gewählt wird. Um diesen Zusammenhang zu klären, wurde eine Meßserie mit der Vorbelastungszeit von $t_1 = 8$ s bei einem relativ geringen Sprachpegel von 40 dB (A) durchgeführt. Die Differenz zwischen Stör- und Sprachpegel betrug dabei 40, 20 und 0 dB. Hierbei zeigte sich, daß die Verlängerung der Vorbelastungsdauer keinen wesentlichen Einfluß mehr ausübt, solange keine Hörermüdung auftritt (vgl. Abschnitt 1).

6. Zusammenfassung

Die Verdeckung von Sprache und die Änderung der Höraufmerksamkeit durch wechselnde Geräusche, wie sie im Verkehrs- und Industrielärm gegeben sind, ist mit dem Adaptationsvorgang beim Hören unmittelbar verbunden. Der Einfluß der Belastungsdauer sowohl bei der unmittelbaren Verdeckung, wie auch bei deren Nachwirkung bzw. der Nachwirkung der Geräuschvorbelastung kann auf unterschiedliche Weise dargestellt werden. In der vorliegenden Untersuchung wird mit Rücksicht auf die exakte Meßmöglichkeit mit Hilfe neuer Multivibrator-Torschaltungen der Adaptationsmechanismus zwischen Tonrezeption und vorangegangener Geräuschbelastung erhellt. Es konnte der Bereich, in dem das Ohr streng nach den Schallenergiequanten bewertet, innerhalb einer Zeitspanne von 5 bis 400 Sekunden Vorbelastungszeit gezeigt und die Parameterfunktion im normal adaptierten und ermüdeten Ohr dargestellt werden.

Die normale Verdeckung von Sprache wurde zunächst hinsichtlich des Einflusses der Frequenzbandbreite untersucht und dabei der Anschluß an die ältere Fletscher-Steinberg-Beziehung hergestellt. Mit Hilfe des so gewonnenen Kurvenbüschels der Hörverlustdarstellung kann für langsame Periodizität (> 1 s) und für schnelle Wechsel (< 0,12 s) die jeweilige Verdeckungsgröße und damit der Sprachgehörverlust errechnet werden. Für alle Wechsel der Zeitdauer der Verdeckung, die zwischen 0,12 und 1 Sekunde liegen, wird der Geräuschfüllgrad während einer Bezugsperiode als Maß genommen und für zwei Geräuschspektren typischer Grenzformen dargestellt.

Der Geräuschnachwirkung bei der Sprachaufnahme in der Geräuschpause wurde noch in einer anderen Form nachgegangen, die unmittelbar an die Reaptationsmessung mittels eines reinen Tones in der erwähnten Multivibrator-Torschaltung anschließt, nur anstelle des Tones wurde ein Sprachimpuls verwendet. Diese Versuche zeigen ebenfalls den Adaptationsmechanismus des Ohres, wenn auch in anderer Form, jedoch werden hier nach 150 ms Verzögerungszeit 95 % Silbenaufnahme erreicht, wenn der vorangegangene Störpegel gleich oder kleiner als der Sprachpegel bleibt. Die Sprachaufnahme in den Geräuschpausen 100 ms nach der Vorbeschallung entspricht in etwa der Sprachaufnahme bei einer Wechselbeschallung mit 30 bis 35 % Geräuschfüllung, während die Sprachaufnahme unmittelbar nach der Vorbeschallung der Verdeckung durch eine Wechselbeschallung mit ungefähr 65 % Geräuschfüllung entspricht. Der Einfluß der Zeitdauer bei der Verdeckung mit unterschiedlichen Geräuschformen kann auf diese Weise prozentual zur stationären Verdeckung ausgedrückt werden.

Literaturverzeichnis

(1) a) Fletscher, H., Revs. Modern Phys. 12 (1946), S. 47-65. Hawkins, I.E. jun., and Stevens, S.S., J. Acoust. Soc. Amer 22 (1950), S. 6.
  b) Dyer, W.B., Techn. Doc. Rept. No. RADC-TDR-62-298, Rome Air Development Center (1962).
(2) Wegel, R.L. and Lane, R.C., Phys. Rev. 23 (1924), S. 260. Egan, J.P. and Hake, H.J., Acoust. Soc. Amer 22 (1950), S. 622-630.
(3) Schaefer, E., Dissert. Aachen 1959. Hood, J.D., Fatique and adaption of hearing. Brit. Med. Bull 12, S. 125-130 (1956); Tondorf, I. and F.A. Brogan, Short duration auditory fatique after white noise stimulation. Development of a routine Test procedure. Psych. Abstracts 28 (1954), S. 2148.
(4) Meister, F.J., Acustica, Beiheft 2 (1952), S. 49-58. Ferner Archiv Ohr. - usw. Heilkd. u. Hals. - usw. Heilkunde 165 (1954), S. 336-344; Davis, H., OSRD Report 889 PB 19786. Us. Department of Commerce. Washington (1946); Hood, I.D., Acta oto-Larying. Suppl 92 (1950), S. 1-57; Lehnhardt, E., Intern. Audiology Vol. VI No. 1, S. 86-95.
(5) Meister, F.J., Forschungsbericht Nr. 359 des Wirtschafts- und Verkehrsministeriums Nordrhein-Westfalen. Westdeutscher Verlag, Opladen.
(6) Amersbach, K., und Meister, F.J., Grundlagen der isophonen Sprachgehörprüfung, Archiv f. Ohren - usw. u. Zeitschr. für Hals- usw. Heilkunde Bd. 157 (1951), S. 412-417; Ferner: Meister, F.J., Acustica Vol 4 (1954), S. 165-168. Ferner Z. für Phonetik u. allgem. Sprachwissenschaft. 8. Jahrg., Heft 1/2 (1954), S. 108-122. Hahlbrock, K.H., Sprachaudiometrie. Thieme-Verlag 1954.
(7) a) Meyer z. Gottesberge u. P. Plath, Intern Audiology Vol VI, No. 1 (1967), S. 15-18.
(7) b) Meyer z. Gottesberge, A., zur Pathogenese der c^5-Senke Acta oto-laryng. (Stockh.) 51 (1960), S. 250.
(8) Niemeyer, W., Intern. Audiology Vol. VI, No. 1 (1967), S. 42-47.
(9) Beranek, L.L., Acoustics. Mc Graw Hill Book Comp. (1954), S. 408.
(10) Ruppmann, E. and Opitz, H.J., Intern. Audiology Vol IV, No. 2, S. 79-83. Niemeyer, W., Intern. Audiology Vol IV, No. 2 (1965), S. 97-101.
(11) Meister, F.J., Acustica, Vol. 9 (1959), S. 10-14.
(12) Steinberg, J.C., Trans. Soc. Mot. Pic. Eng. 12 (1928), S. 633; Fletscher, H. and Steinberg, J.C., Bell. Syst. Techn. J. 8 (1929), S. 806; J. Acoust. Soc. Amer. 9 (1937), S. 99; Fletscher, H. and Galt, R.H., J. Acoust. Soc. Amer. 22 (1950), S. 89.
(13) Meister, F.J., Buchta, E., und Ruhrberg, W., Heft 1715 "Die Schallbelastung durch Straßenverkehr in den heutigen Stadtschulen". Forschungsbericht des Landes Nordrhein-Westfalen (1966). Westdeutscher Verlag, Opladen.
(14) Miller, G.A. and Licklider, J., Acoust. Soc. Amer. 22 (1950), S. 167-173. Miller, G.A., Psych. Bull 44 (1947), S. 105-129.
(15) Scherer, P., Dissertation Aachen, 1970.
(16) Meister, F.J., Heft 1828 "Probleme der Schallbewertung", Forschungsbericht des Landes Nordrhein-Westfalen, Westdeutscher Verlag Opladen. F.J. Meister, Lärmbekämpfung Heft 5 (1970), S. 103-106; Heft 3/4 (1966), S. 89-91.
(17) Bürck, W., Kotowski, P. und Lichte, H., ENT 12 (1955), S. 278-288.
(18) Meister, F.J., Acustica 4 (1954), S. 421-427; Schaefer, E., "Der Abklingvorgang beim Ohr nach Geräuschbelastung", Dissertation Aachen 1959.
(19) Ward, W.D., Journal of Acoust. Soc. Amer. Vol 48 (1970), S. 561-574.
(20) Ward, W.D., Susceptibility to Auditory Fatigue, Sensory Physiology Vol 3 (1968), S. 191-226. Academic Press inc. New York. Ward, W.D. and Fricke, J.E., Noise as a Public Healthy Hazard. ASAH-Reports Nr. 4. Proceedings of the Conference. Washington 1969.
(21) Wittich, B.A., Experimental Studies on Auditory Adaptation Intern. Audiology Vol. IV No. 1 (1966) Sonderdruck.

(22) Kietz, H., Arch. Ohren- usw. Heilkd. und Z. Hals- usw. Heilkd., Bd. 171, Heft 2 (1958), S. 310-313.
(23) Meister, F.J., Acustica Vol 20 (1968), H. 4, S. 224-231. S. auch Nr. 16.
(24) Meister, F.J., Intern. Audiology Vol VI, No. 3 (1967), S. 393-396.
(25) Broadbent, D.E., Quart. J., Exp. Psychol. VI (1) (1954), S. 1-4; Ferner: Brit, J., Psychol. XLIV (4) (1953), S. 295-303; Carpenter, A., Ann. Occup. Hyg. I (1) (1958), S. 42-54; Broadbent, D.E., J. Acoust. Soc. Amer. 30 (9) (1958), S. 824-827; Ferner: Ergonom. Vol 1, No. 1 (1957), S. 21-29.
(26) Kryter, K.D. and Pearsons, K.S., J. Acoust. Soc. Amer. 35 (1963), S. 866-883. Pearsons, K.S., Techn. Report FAA (-ADS-78) April 1966.

Abbildungen

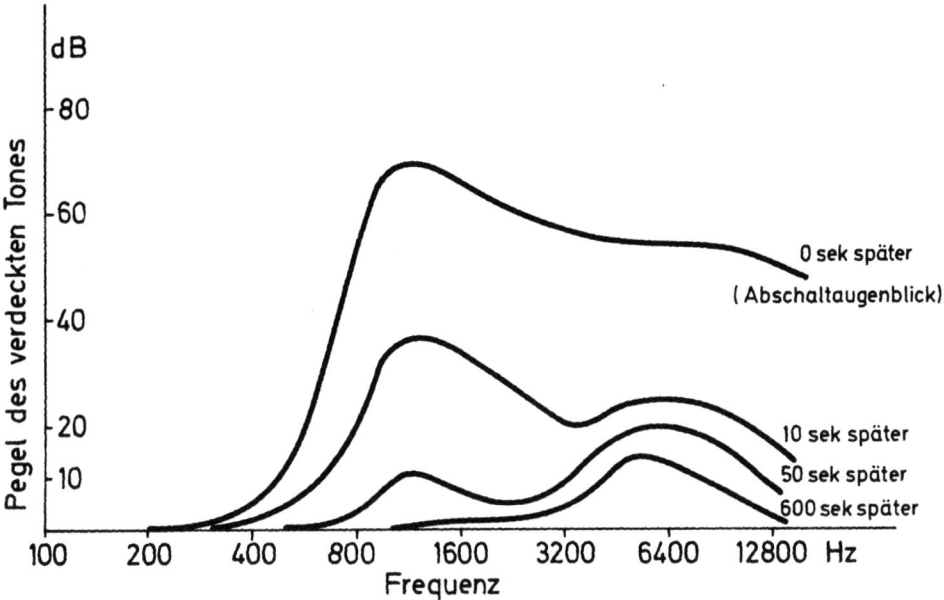

Abb. 1: Ermüdungswirkung eines verdeckenden Terzgeräuschbandes mit der Mittenfrequenz 1200 Hz und dem Schallpegel 100 dB, Belastungsdauer 10 Min.

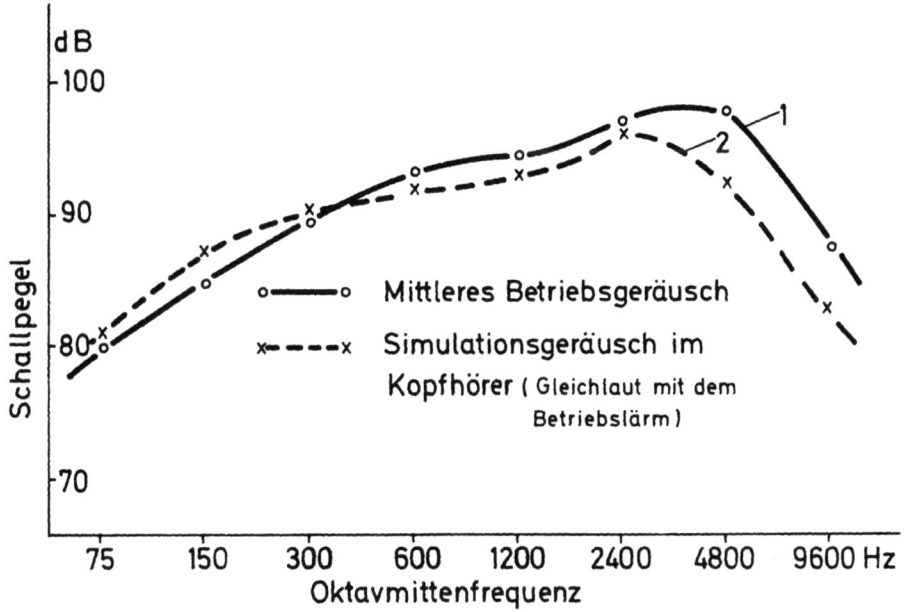

Abb. 2: Betriebslärm- und Simulationsgeräuschspektrum

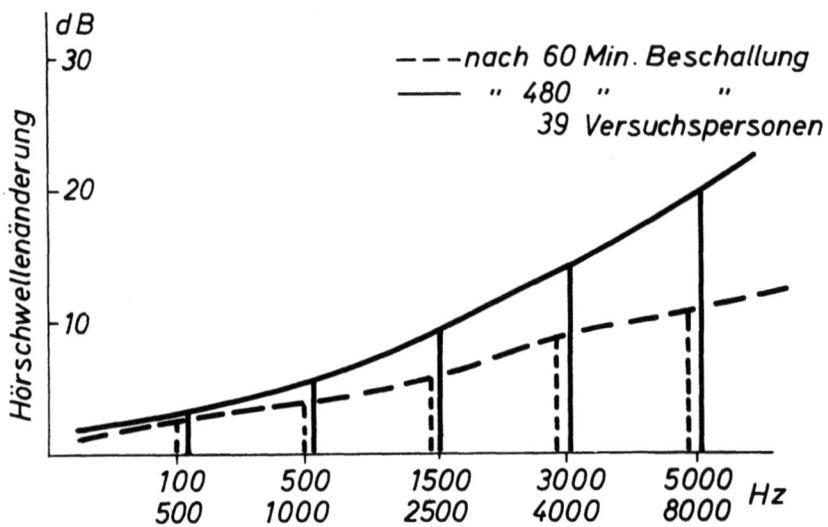

Abb. 3: Hörermüdungsversuch

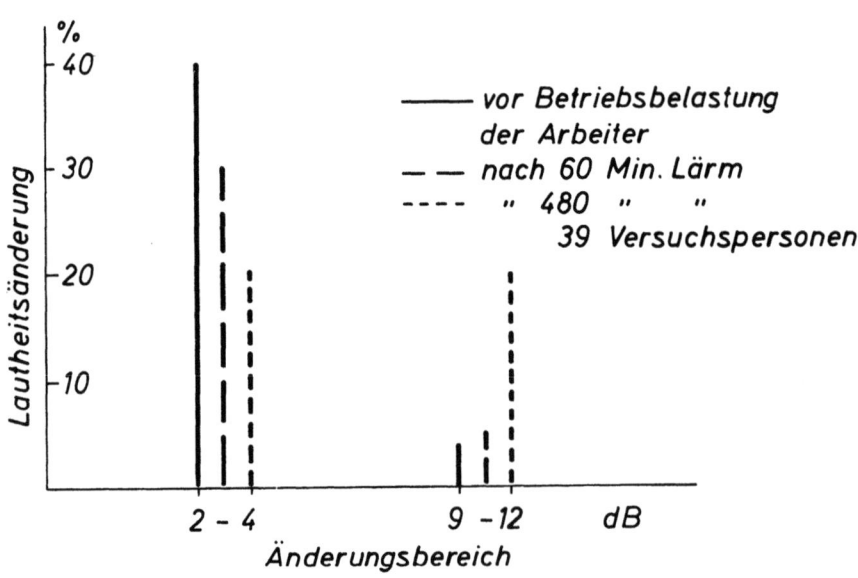

Abb. 4: Lautheitsänderungen des Simulationsgeräusches

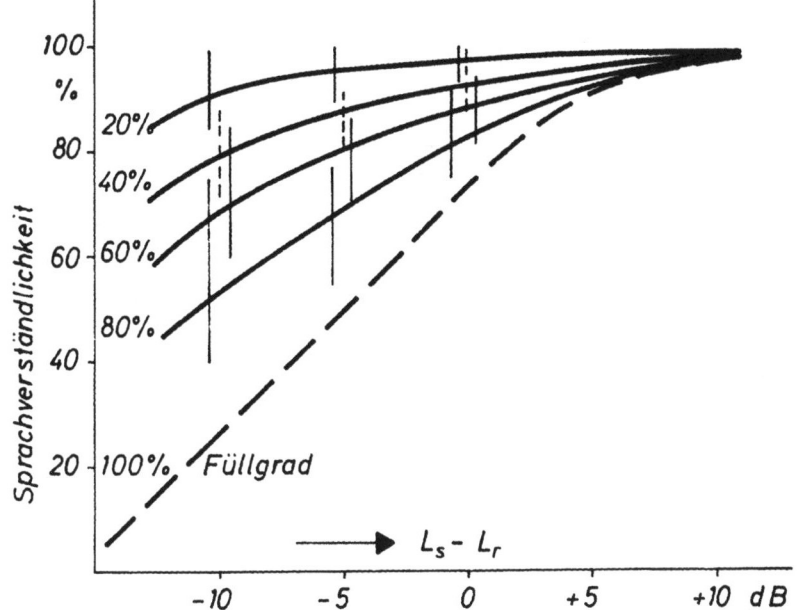

Abb. 11: Sprachverständnistest mit T_1 = 640 ms; $1/T_1$ = 1,56 Hz

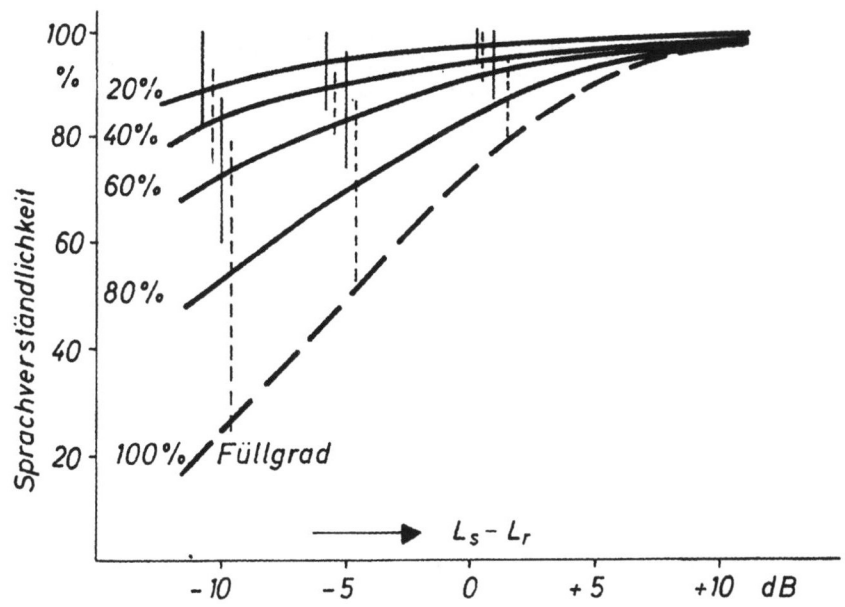

Abb. 12: Sprachverständnistest mit T_1 = 320 ms; $1/T_1$ = 3,12 Hz

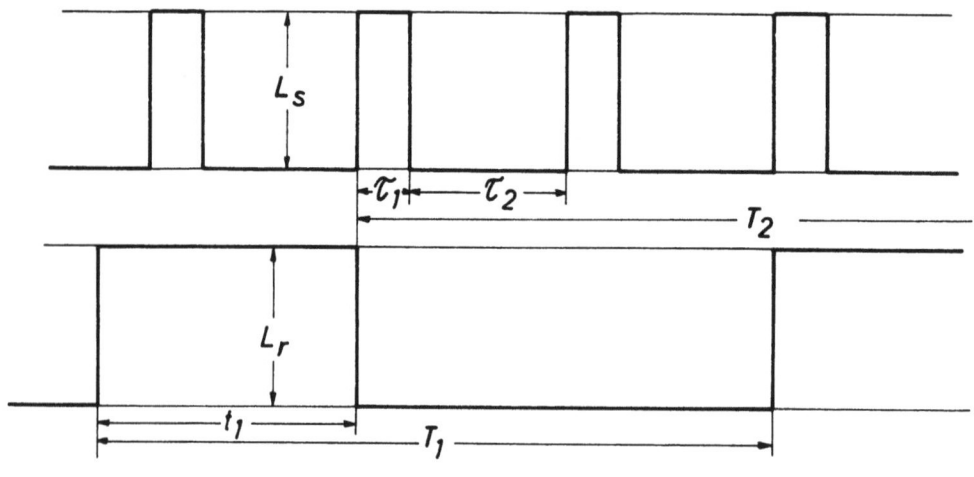

L_s Sprachpegel T_2 Dauer der Wortserie
L_r Geräuschpegel τ_1 Sprachimpulsdauer
t_1 Geräuschdauer τ_2 Logatomabstand
   T_1 Geräuschperiode

Abb. 9: Logatomreihe und Geräuschwechselperiode

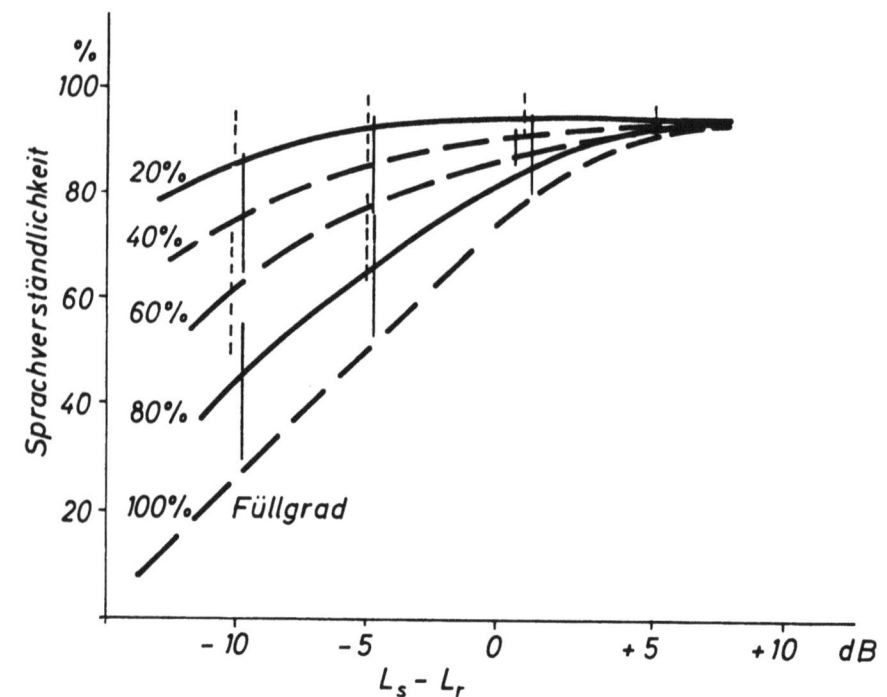

Abb. 10: Sprachverständnistest mit T_1 = 1280 ms; $1/T_1$ = 0,78 Hz

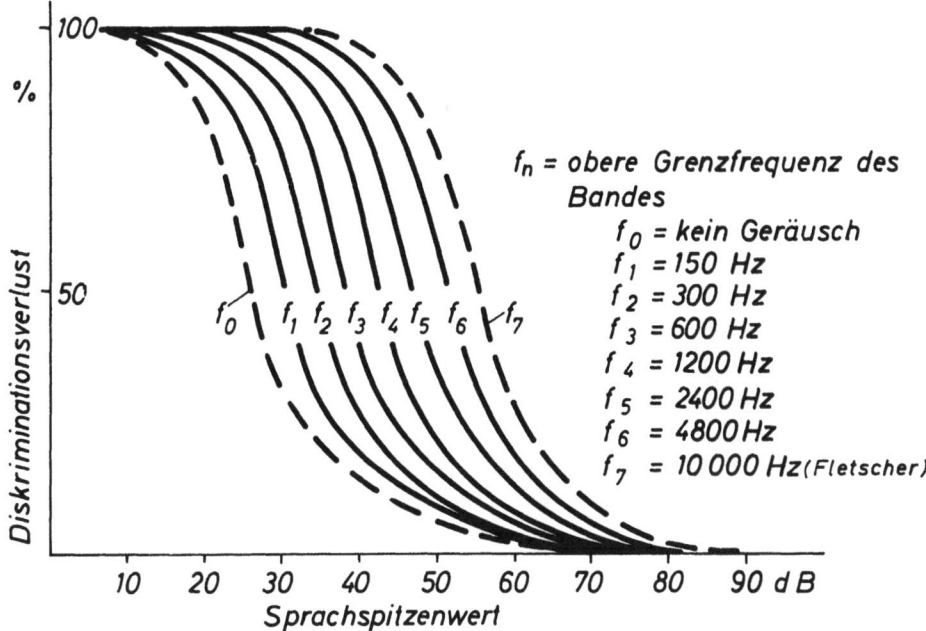

Abb. 7: Einfluß der Bandbreite des Störgeräusches auf den Diskriminationsverlust für den Störpegel 50 dB

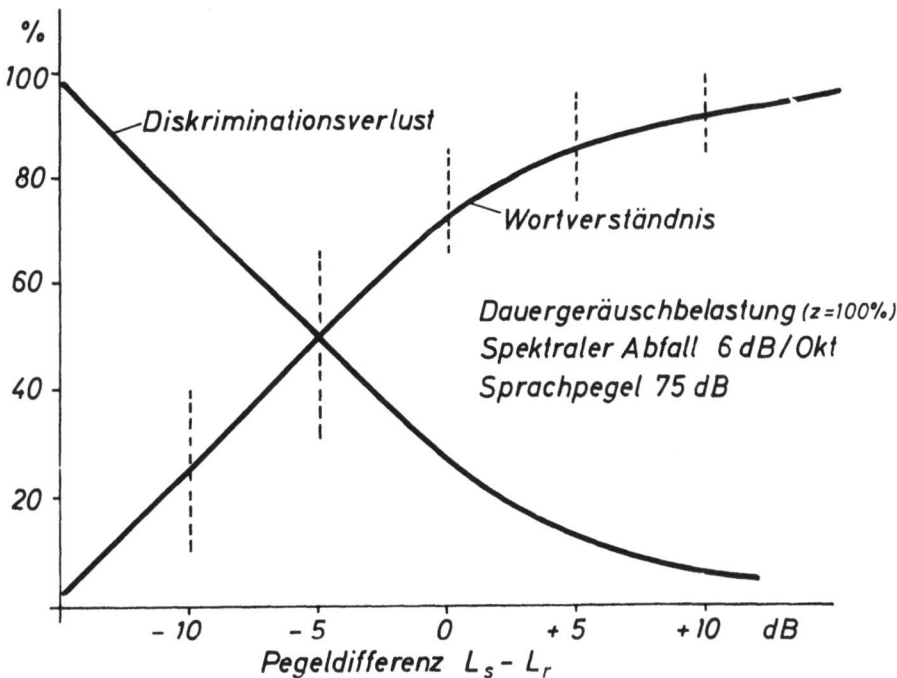

Abb. 8: Wortverständnis und Diskriminationsverlust bei Variation des Sprachpegels

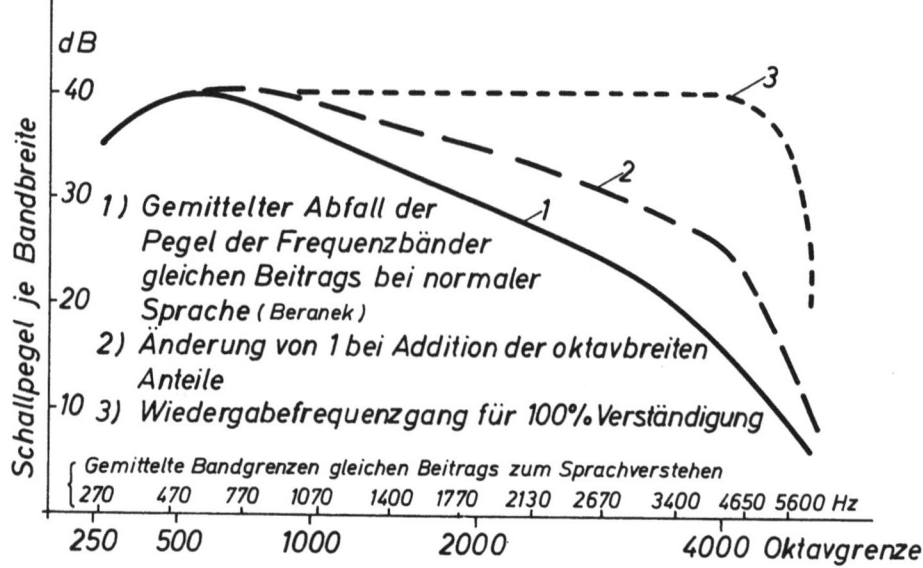

Abb. 5: Frequenzbandbezogene Sprach- und Wiedergabespektren

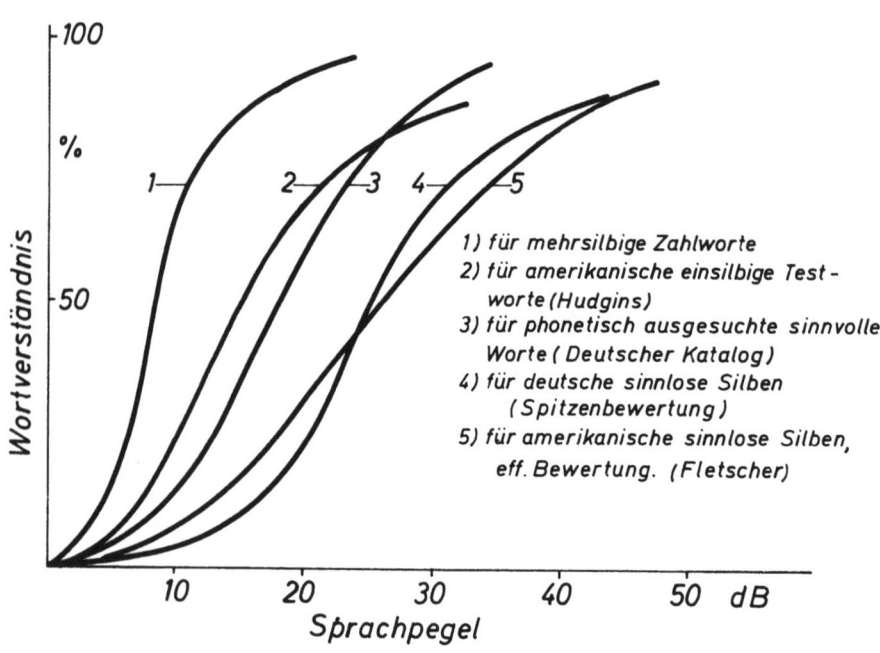

Abb. 6: Die hauptsächlichen Sprachverständnis-Kennlinien

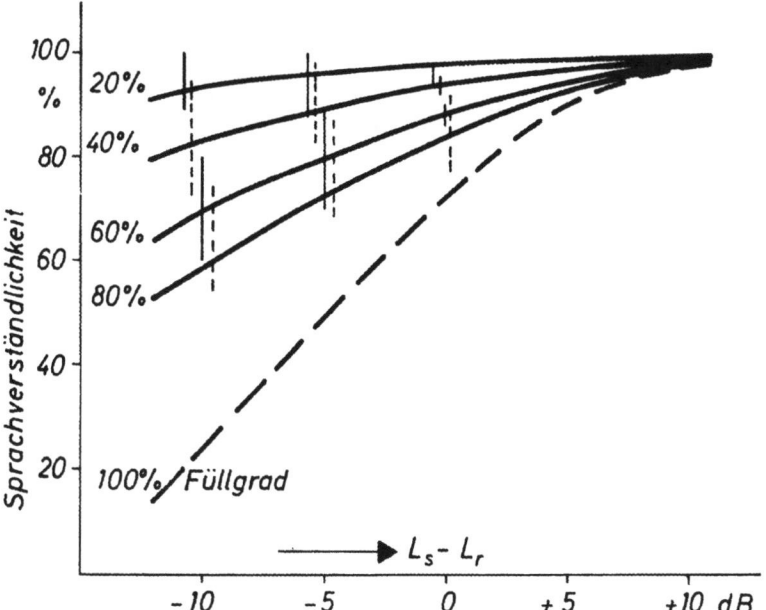

Abb. 13: Sprachverständnistest mit $T_1 = 160$ ms; $1/T_1 = 6,24$ Hz

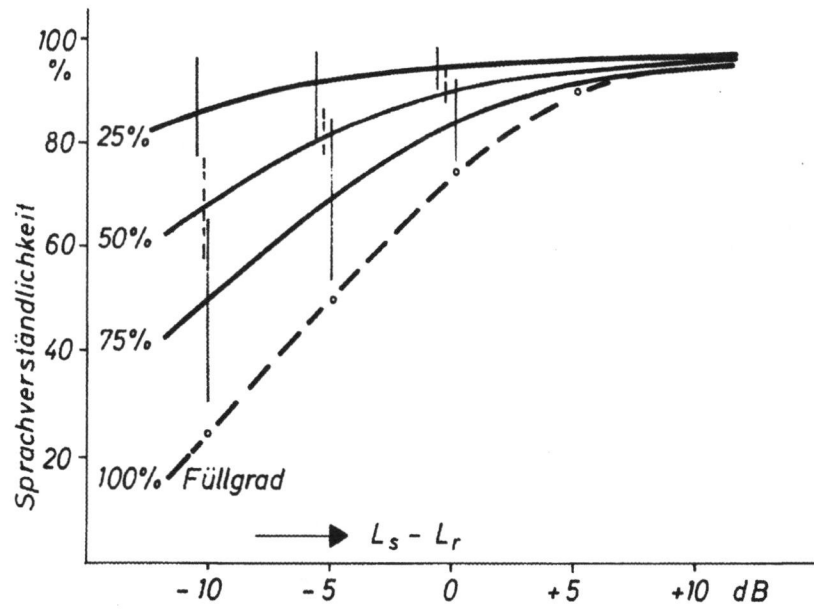

Abb. 14: Sprachverständnistest mit $T_1 = 80$ ms; $1/T_1 = 12,48$ Hz

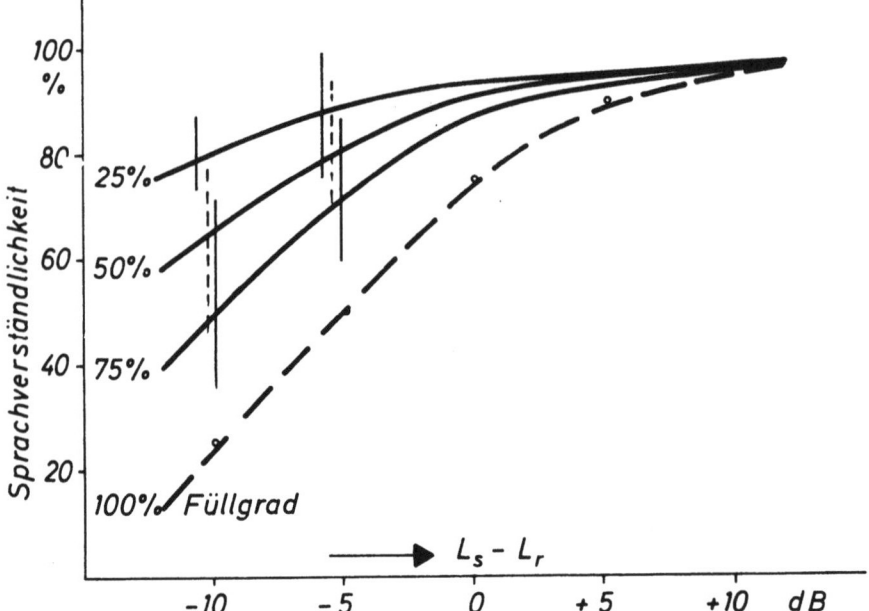

Abb. 15: Sprachverständnistest mit T_1 = 40 ms; $1/T_1$ = 24,96 Hz

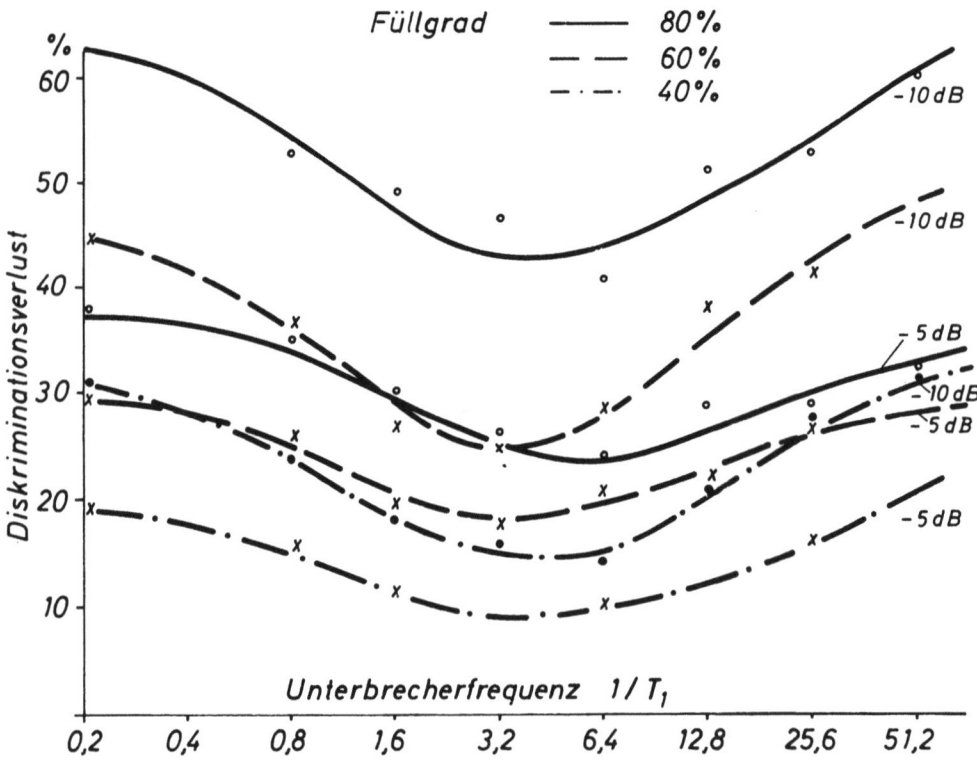

Abb. 16: Diskriminationsverlust bei Variation der Unterbrecherfrequenz und des Füllgrades

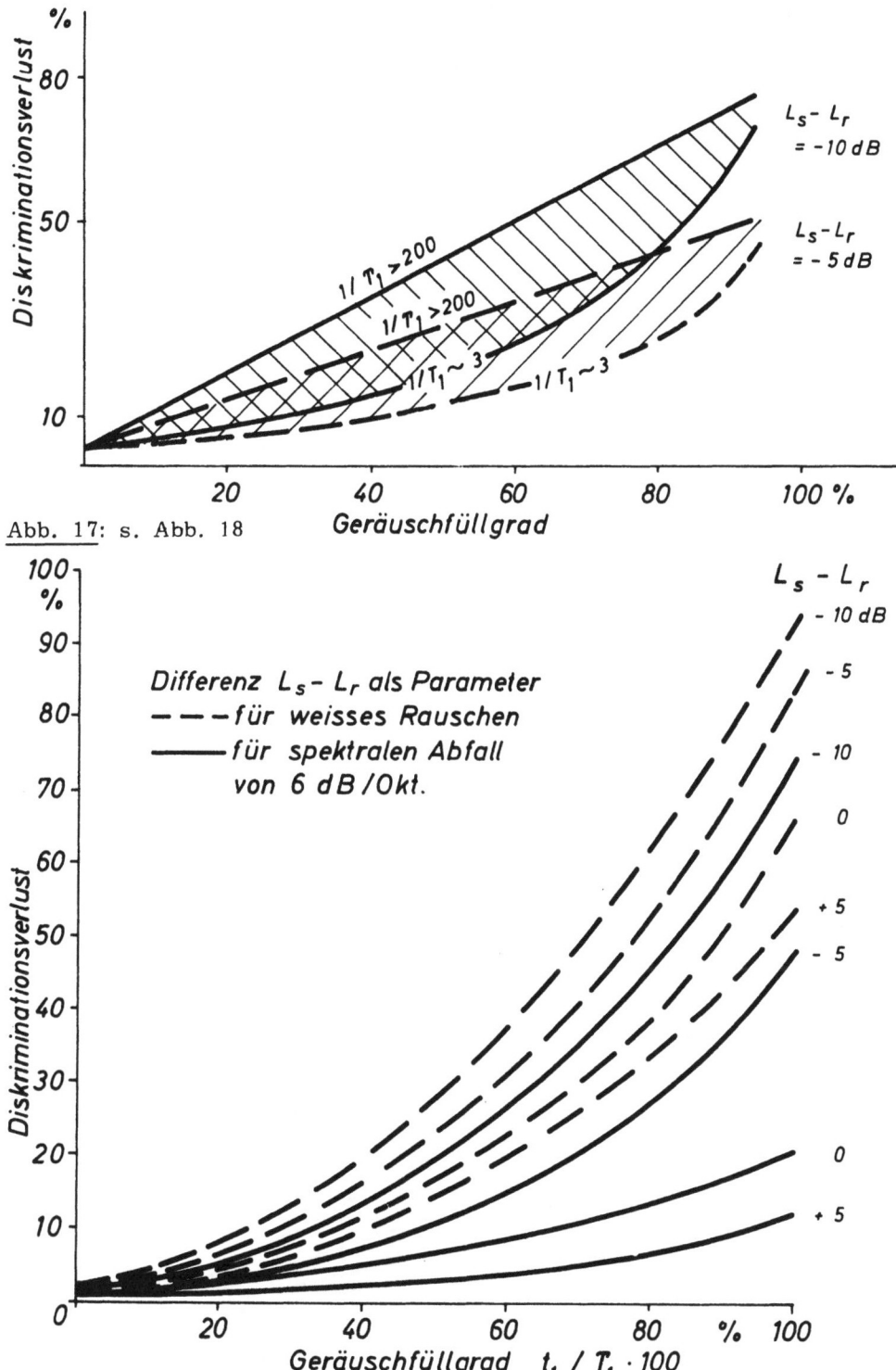

Abb. 17: s. Abb. 18

Abb. 18: Anstieg des Diskriminationsverlustes mit dem Füllgrad für häufige Sprech- und Störgeräuschperiodizitäten (0,12 - 0,5 s) sowie in Abb. 17 für die Grenzwerte $1/T_1 = 3$ und $1/T_1$ 200

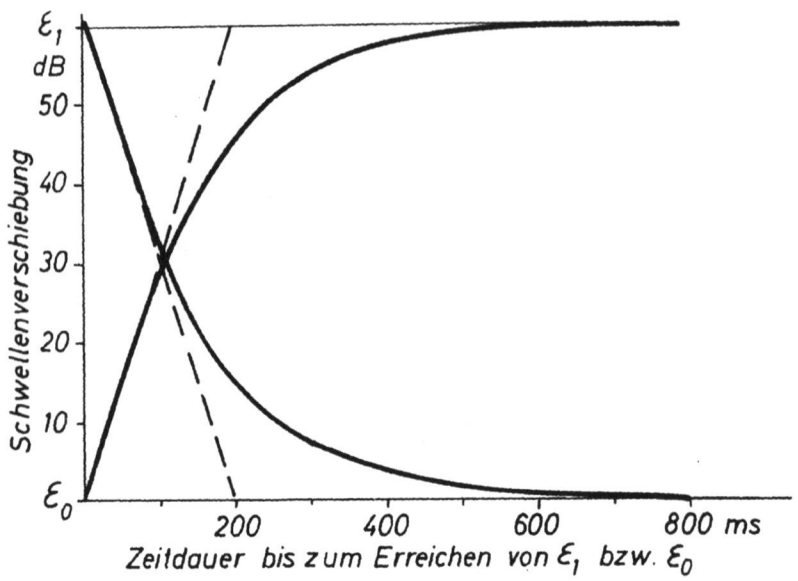

Abb. 19: Vorgang der Adaptation und Reaptation für eine Adaptationsgeschwindigkeit von 300 dB/s

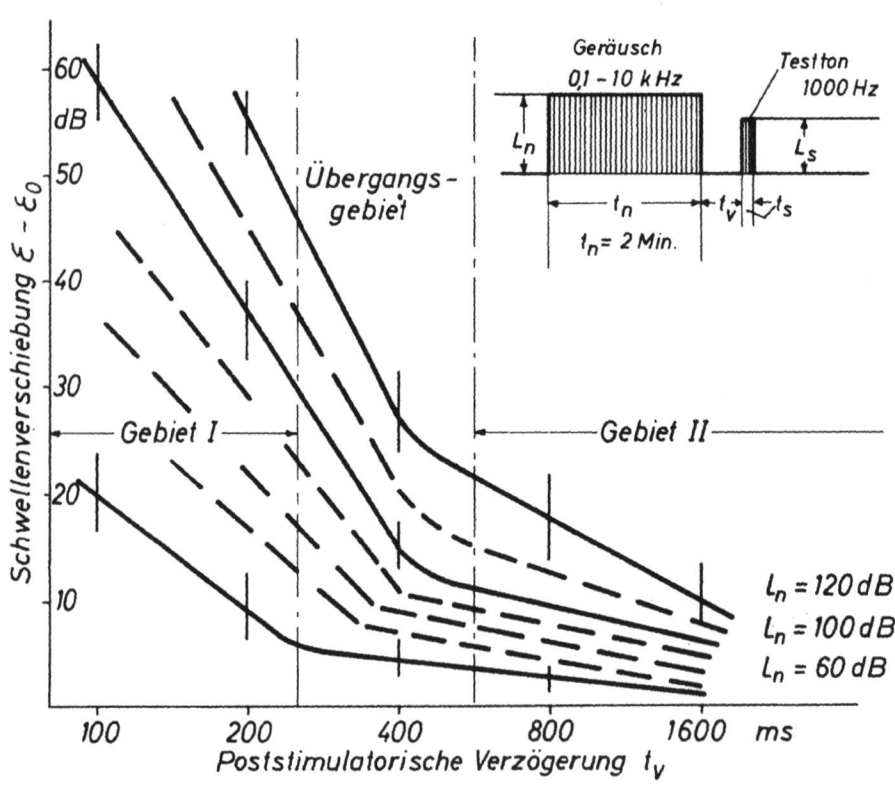

Abb. 20: Abklingen der Hörschwelle für den Testton

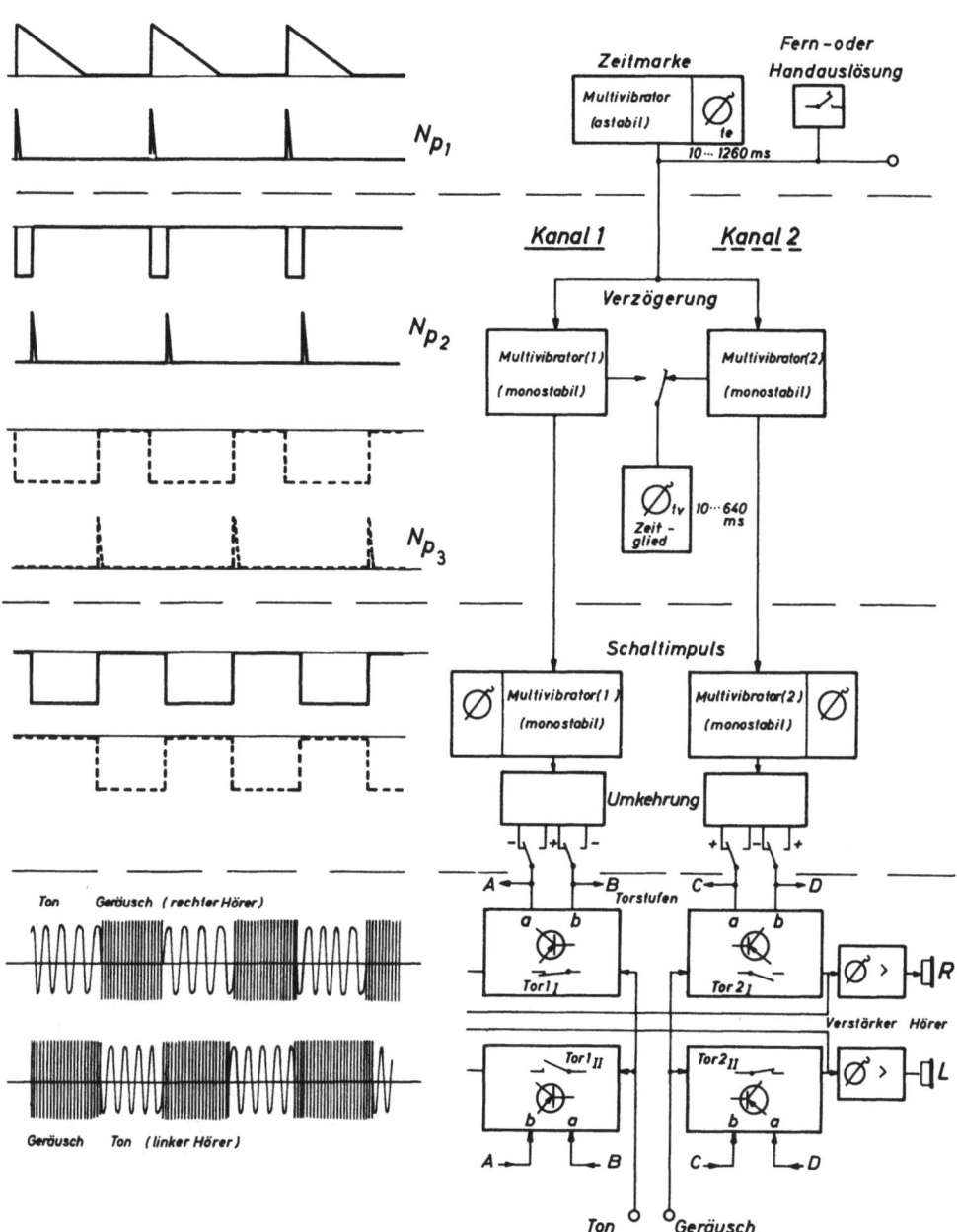

Abb. 21: Arbeitsweise des erweiterten Atlasschalters BD 8003

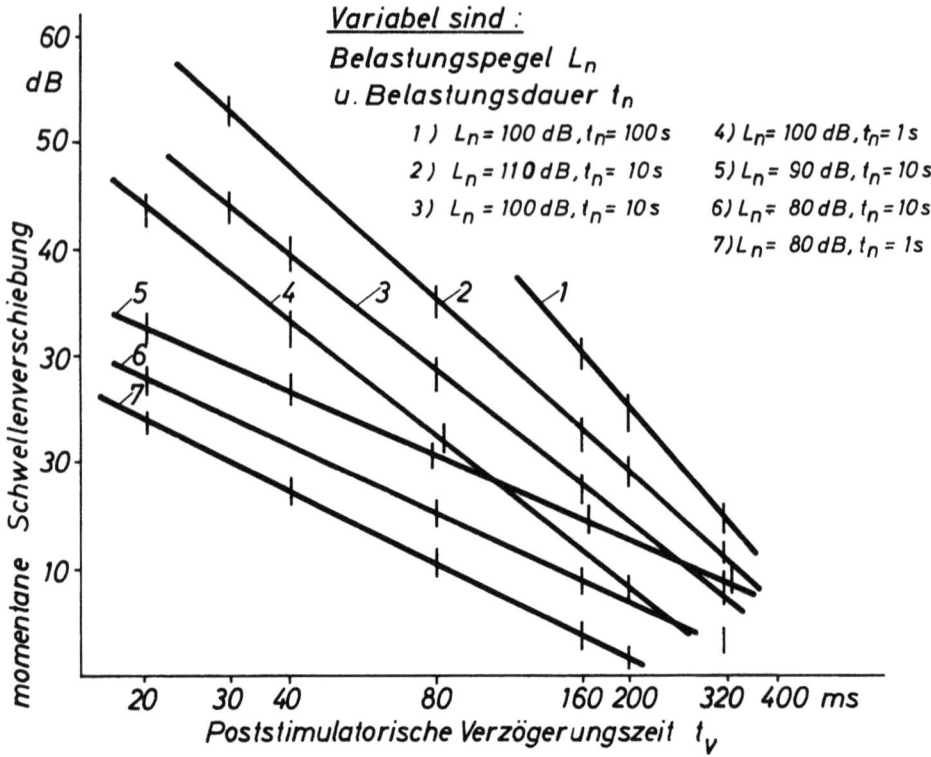

Abb. 22: Zwei verschiedene Darstellungen der Schwellenverschiebung

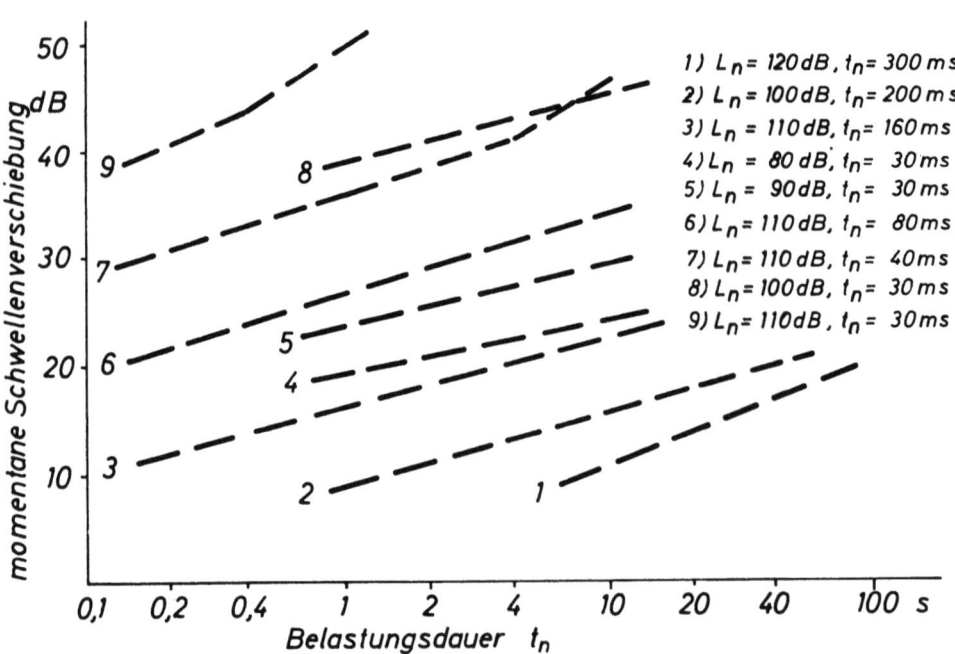

Abb. 23: Zwei verschiedene Darstellungen der Schwellenverschiebung (in Abb. 22 abhängig von t_v, in Abb. 23 abhängig von t_n)

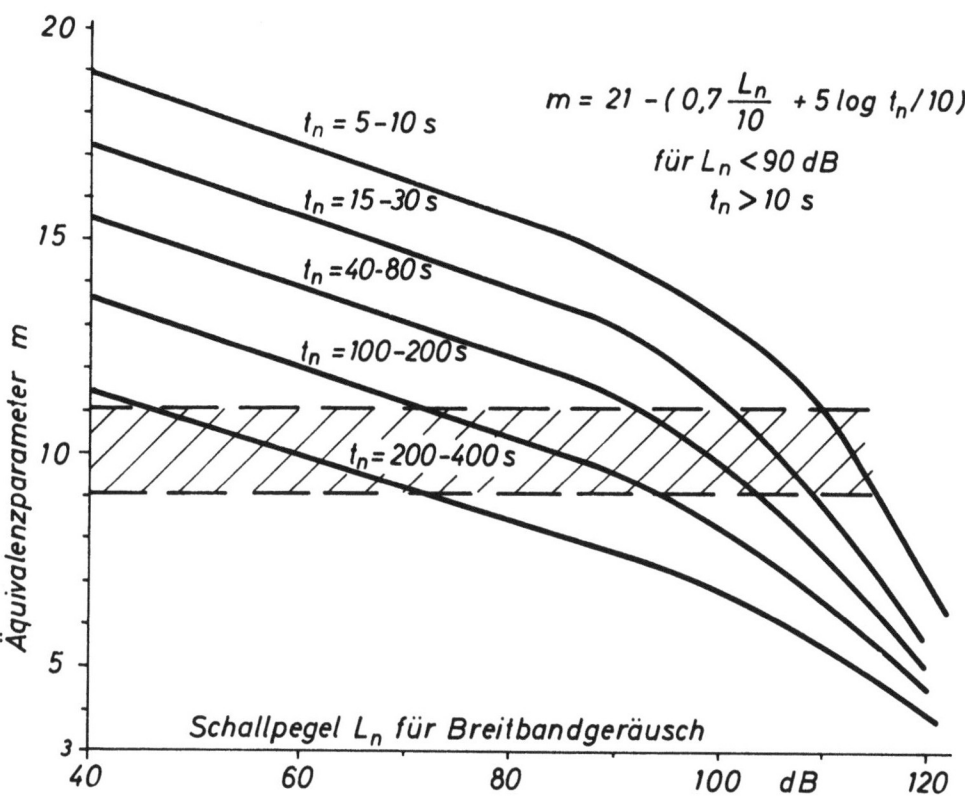

Abb. 24: Änderung des Parameters m abhängig von L_n und t_n

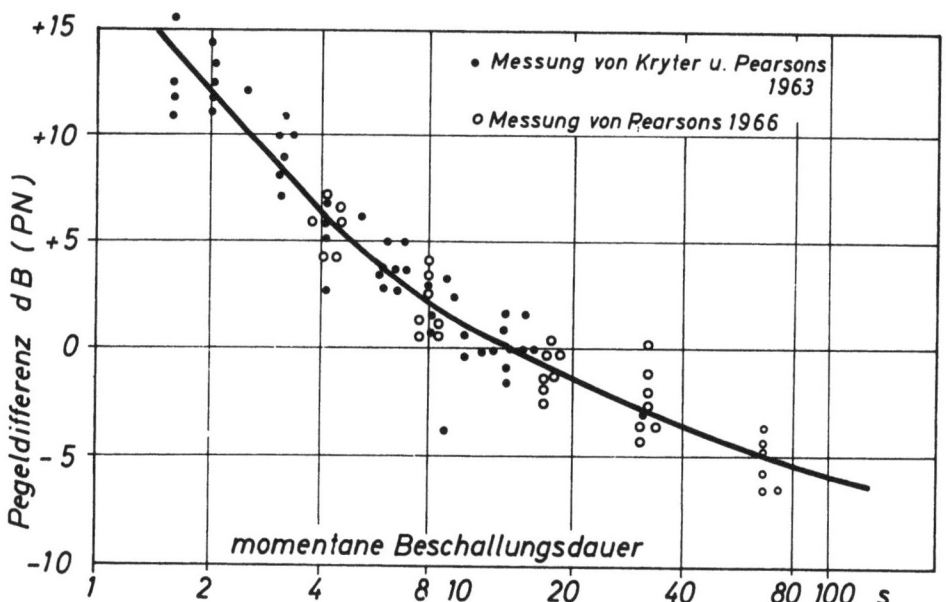

Abb. 25: Pegeldifferenz L (in PNdB) abhängig von der Belastungsdauer für mittlere Pegelwerte

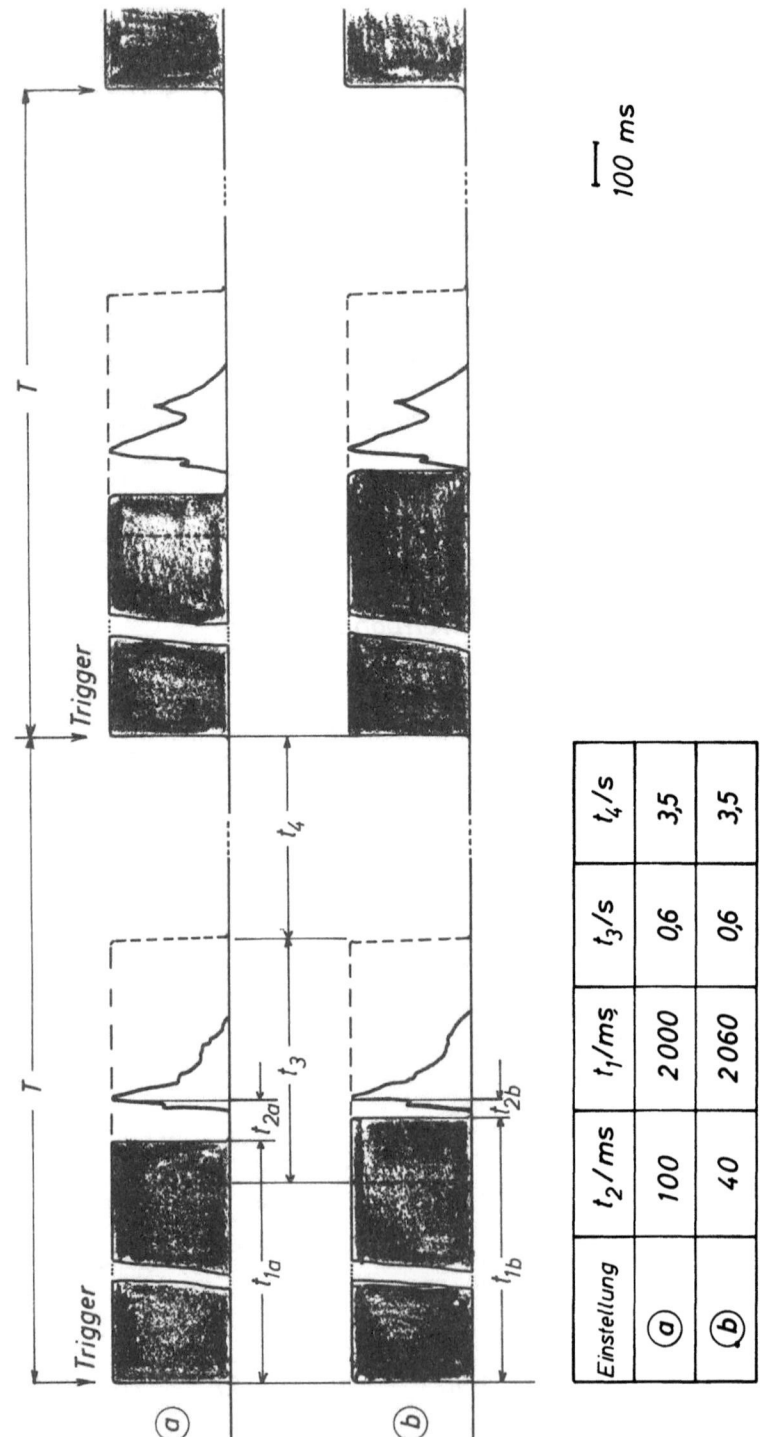

Abb. 26: Einstellung des Intervalls t_2 durch vernachlässigbare Änderung der Vorbelastungszeit t_1

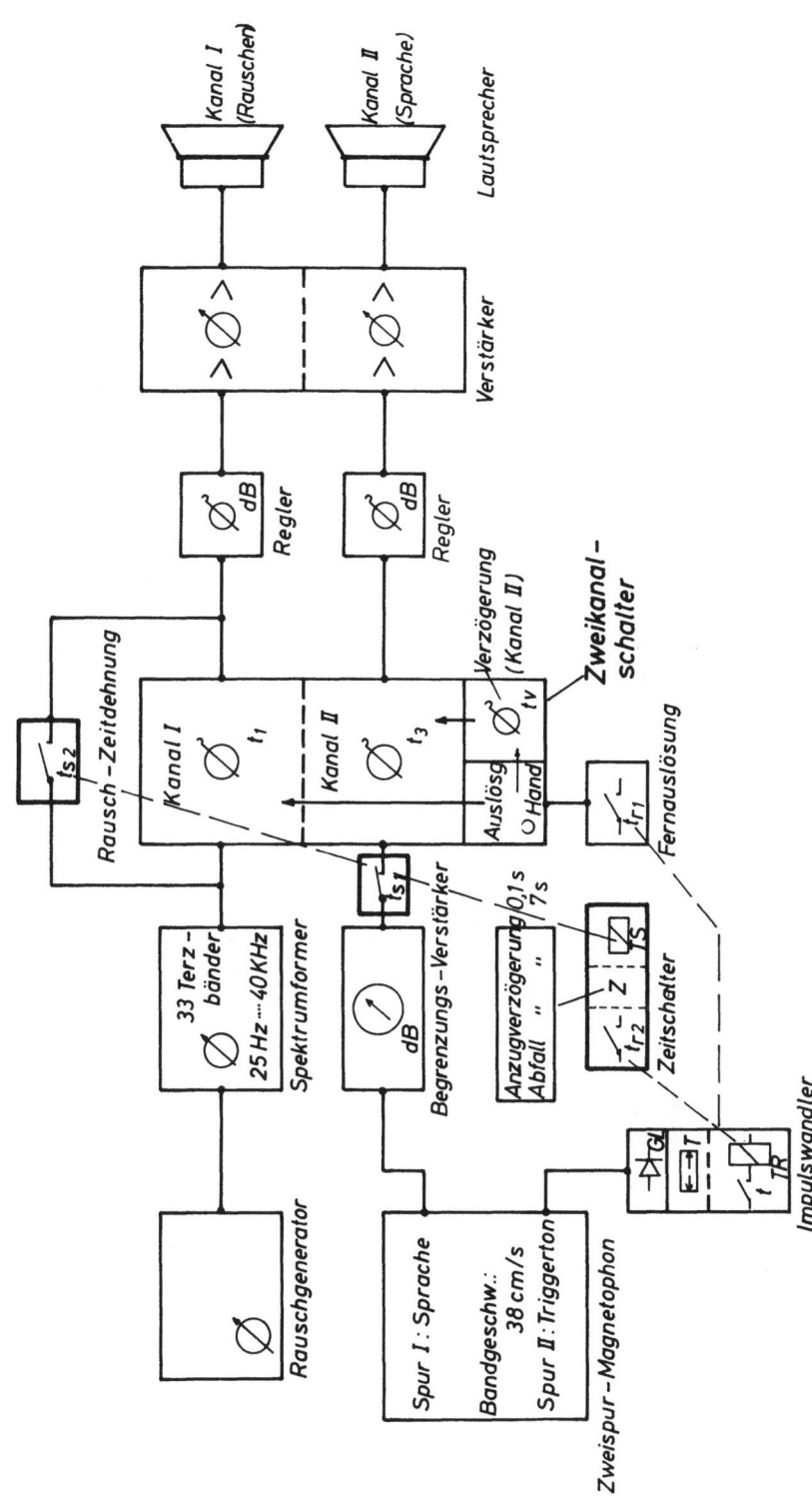

Abb. 27: Getriggerte Zweikanal-Wiedergabeanlage mit Vorbelastungs-Zeitdehnung

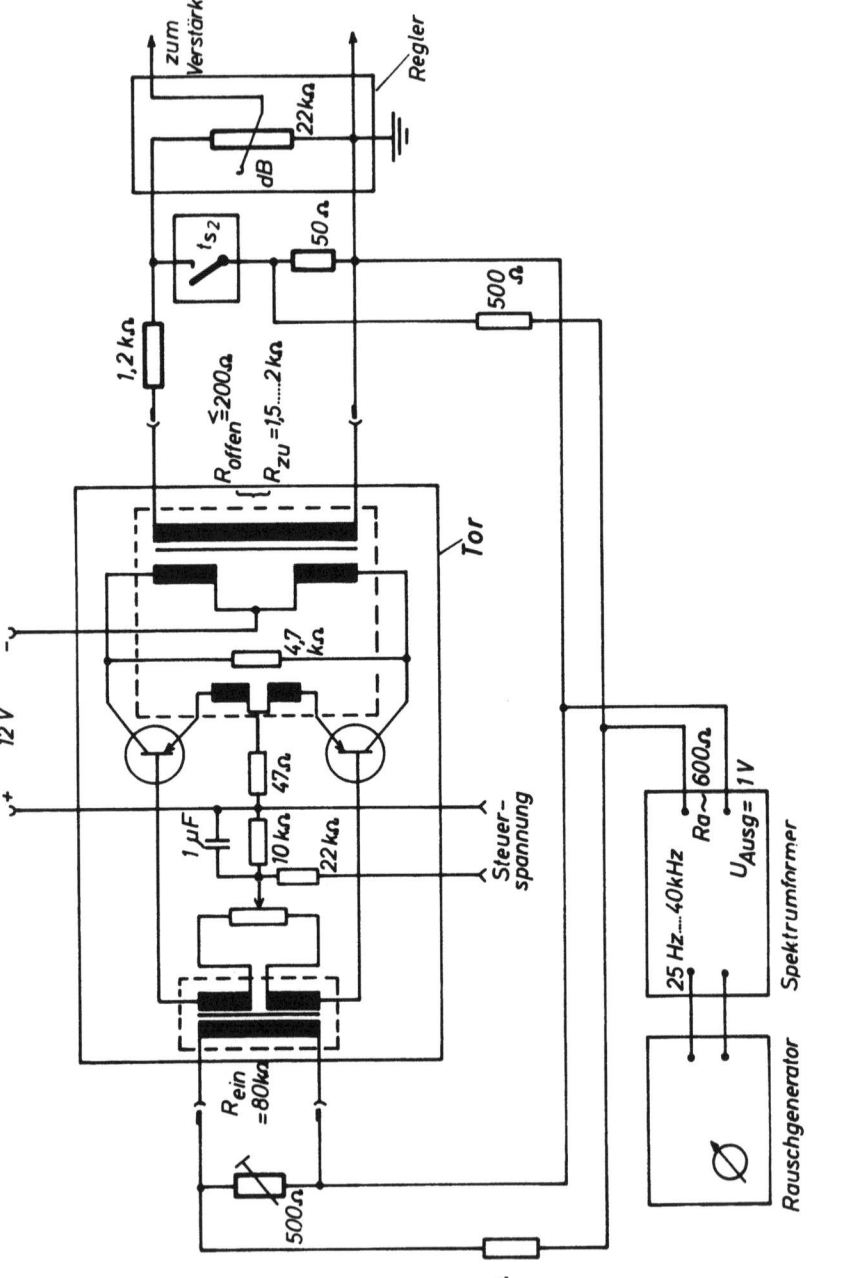

Abb. 28: Überbrückung eines elektronischen Schalters durch normalen Relaiskontakt unter Vermeiden von Klicks und Änderungen des Ausgangspegels

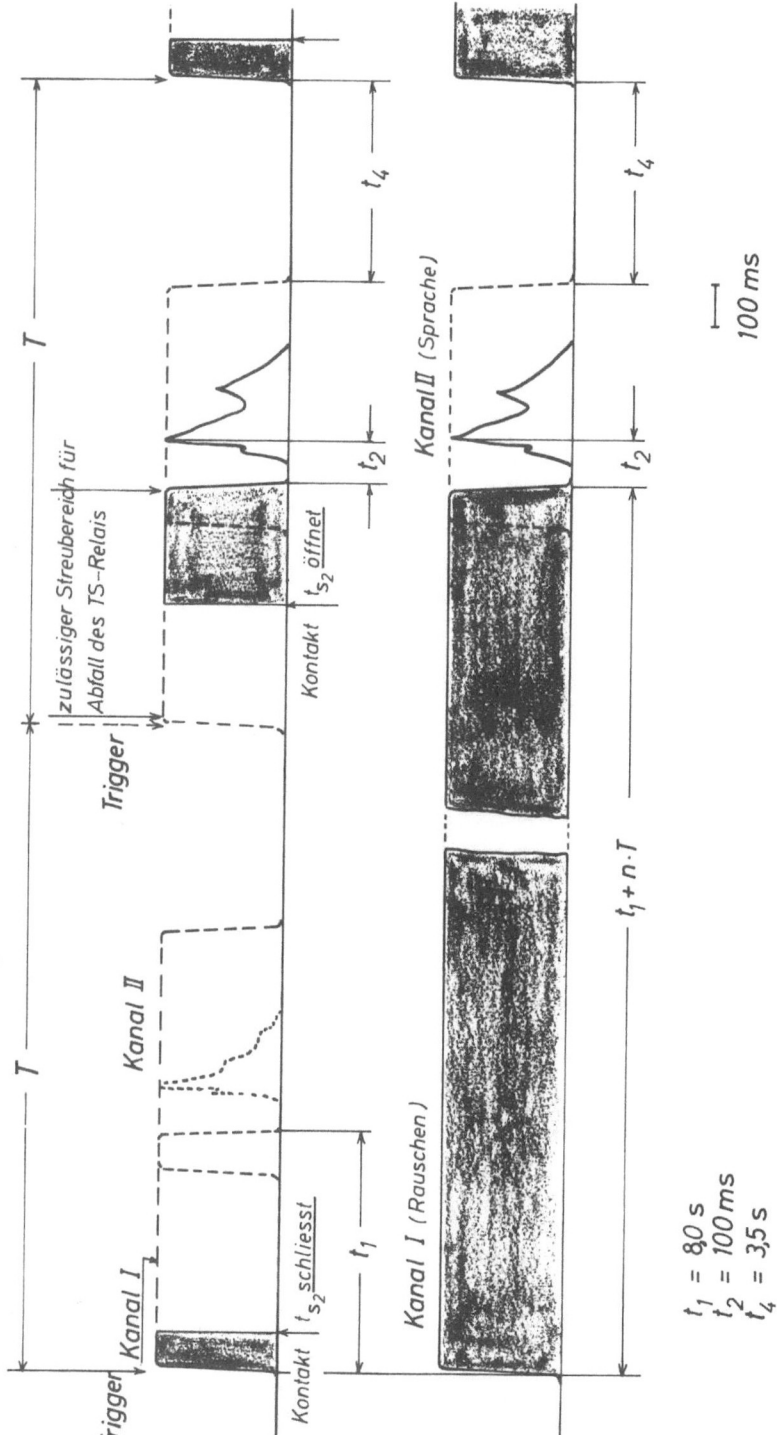

Abb. 29: Anwachsen der Vorbelastungszeit t_1 um $n \cdot T$ bei konstanter Genauigkeit des Intervalls t_2

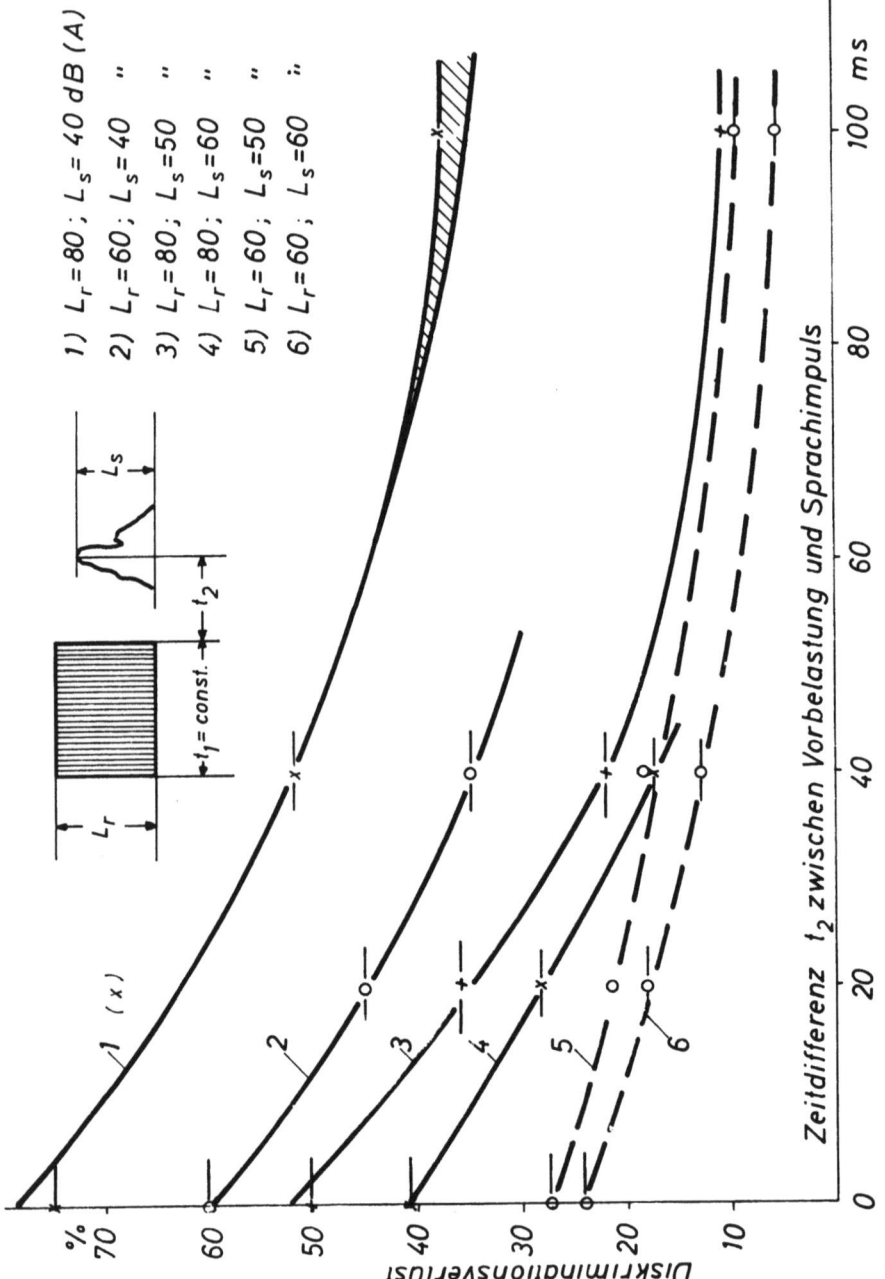

Abb. 30: Einfluß der Vorbelastung auf die Sprachaufnahme in der Pause

Forschungsberichte des Landes Nordrhein-Westfalen

Herausgegeben im Auftrage des Ministerpräsidenten Heinz Kühn
vom Minister für Wissenschaft und Forschung Johannes Rau

Sachgruppenverzeichnis

Acetylen · Schweißtechnik
Acetylene · Welding gracitice
Acétylène · Technique du soudage
Acetileno · Técnica de la soldadura
Ацетилен и техника сварки

Arbeitswissenschaft
Labor science
Science du travail
Trabajo científico
Вопросы трудового процесса

Bau · Steine · Erden
Constructure · Construction material ·
Soilresearch
Construction · Matériaux de construction ·
Recherche souterraine
La construcción · Materiales de construcción ·
Reconocimiento del suelo
Строительство и строительные материалы

Bergbau
Mining
Exploitation des mines
Minería
Горное дело

Biologie
Biology
Biologie
Biologia
Биология

Chemie
Chemistry
Chimie
Quimica
Химия

Druck · Farbe · Papier · Photographie
Printing · Color · Paper · Photography
Imprimerie · Couleur · Papier · Photographie
Artes gráficas · Color · Papel · Fotografía
Типография · Краски · Бумага · Фотография

Eisenverarbeitende Industrie
Metal working industry
Industrie du fer
Industria del hierro
Металлообрабатывающая промышленность

Elektrotechnik · Optik
Electrotechnology · Optics
Electrotechnique · Optique
Electrotécnica · Optica
Электротехника и оптика

Energiewirtschaft
Power economy
Energie
Energía
Энергетическое хозяйство

Fahrzeugbau · Gasmotoren
Vehicle construction · Engines
Construction de véhicules · Moteurs
Construcción de vehículos · Motores
Производство транспортных средств

Fertigung
Fabrication
Fabrication
Fabricación
Производство

Funktechnik · Astronomie
Radio engineering · Astronomy
Radiotechnique · Astronomie
Radiotécnica · Astronomía
Радиотехника и астрономия

Gaswirtschaft
Gas economy
Gaz
Gas
Газовое хозяйство

Holzbearbeitung
Wood working
Travail du bois
Trabajo de la madera
Деревообработка

Hüttenwesen · Werkstoffkunde
Metallurgy · Materials research
Métallurgie · Matériaux
Metalurgia · Materiales
Металлургия и материаловедение

Kunststoffe
Plastics
Plastiques
Plásticos
Пластмассы

Luftfahrt · Flugwissenschaft
Aeronautics · Aviation
Aéronautique · Aviation
Aeronáutica · Aviación
Авиация

Luftreinhaltung
Air-cleaning
Purification de l'air
Purificación del aire
Очищение воздуха

Maschinenbau
Machinery
Construction mécanique
Construcción de máquinas
Машиностроительство

Mathematik
Mathematics
Mathématiques
Matemáticas
Математика

Medizin · Pharmakologie
Medicine · Pharmacology
Médecine · Pharmacologie
Medicina · Farmacología
Медицина и фармакология

NE-Metalle
Non-ferrous metal
Metal non ferreux
Metal no ferroso
Цветные металлы

Physik
Physics
Physique
Física
Физика

Rationalisierung
Rationalizing
Rationalisation
Racionalización
Рационализация

Schall · Ultraschall
Sound · Ultrasonics
Son · Ultra-son
Sonido · Ultrasónico
Звук и ультразвук

Schiffahrt
Navigation
Navigation
Navegación
Судоходство

Textilforschung
Textile research
Textiles
Textil
Вопросы текстильной промышленности

Turbinen
Turbines
Turbines
Turbinas
Турбины

Verkehr
Traffic
Trafic
Tráfico
Транспорт

Wirtschaftswissenschaften
Political economy
Economie politique
Ciencias económicas
Экономические науки

Einzelverzeichnis der Sachgruppen bitte anfordern

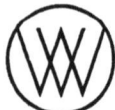

Springer Fachmedien Wiesbaden GmbH

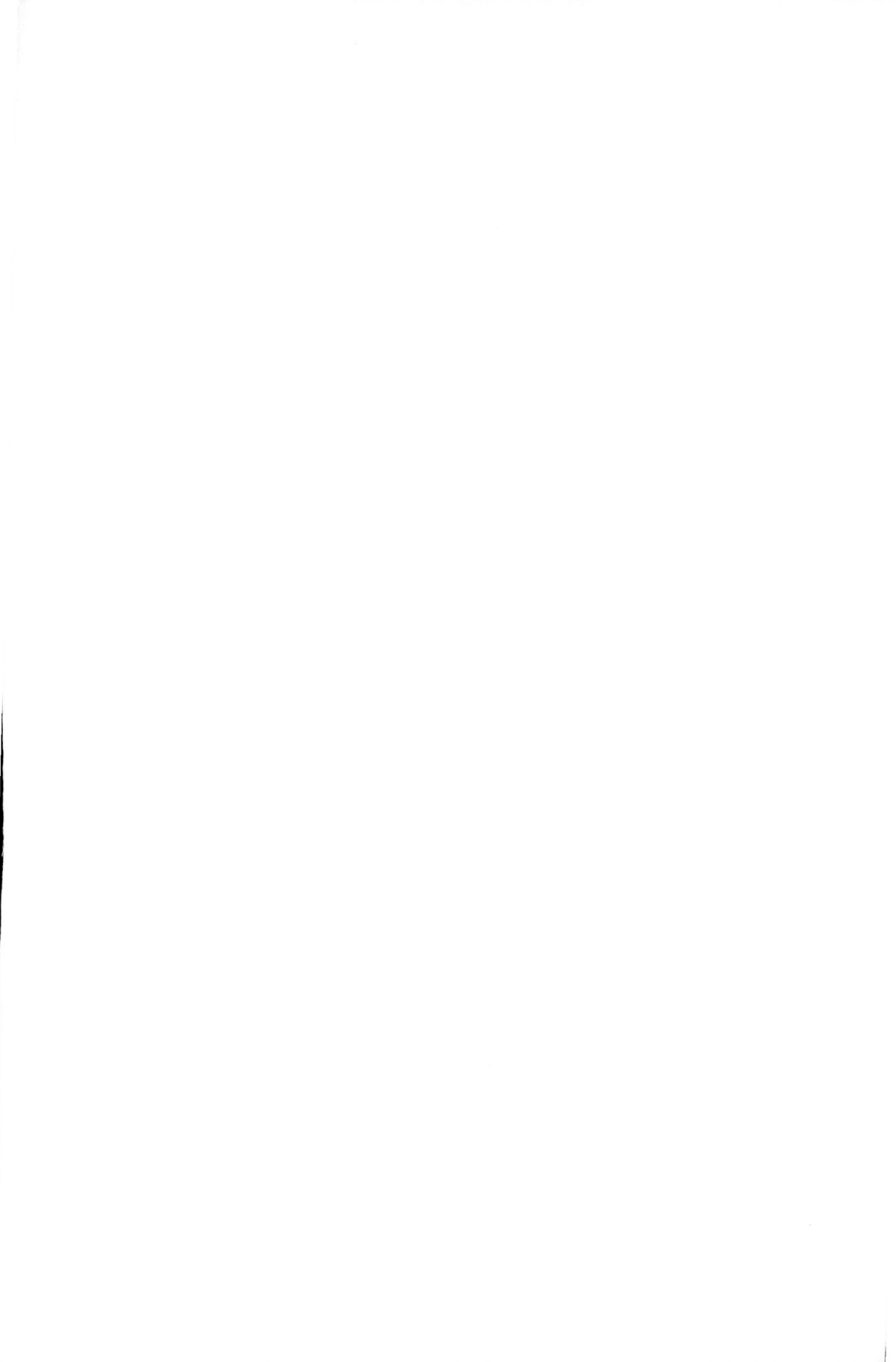